AF500071

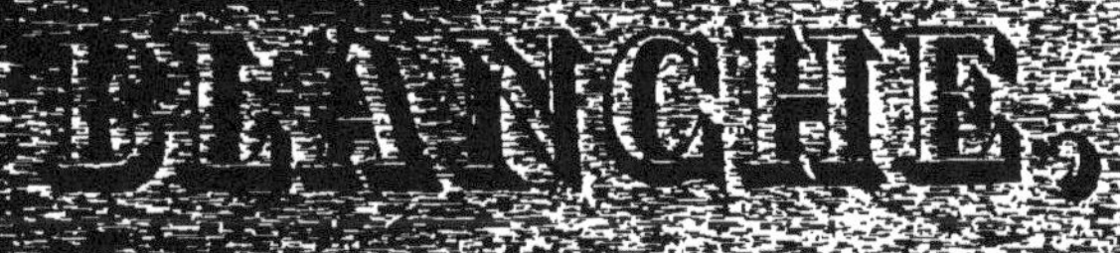

BLANCHE,

OU

La Dame des Bois ;

PAR E.-M. MASSE.

[illegible] premier.

Paris.

AUDIN, QUAI DES AUGUSTINS, N° 25 ;
LECOINTE ET DUREY, MÊME QUAI, N° 59.

IMPRIMERIE DE LEBÈGUE, RUE DES NOYERS, N° 8.

1825.

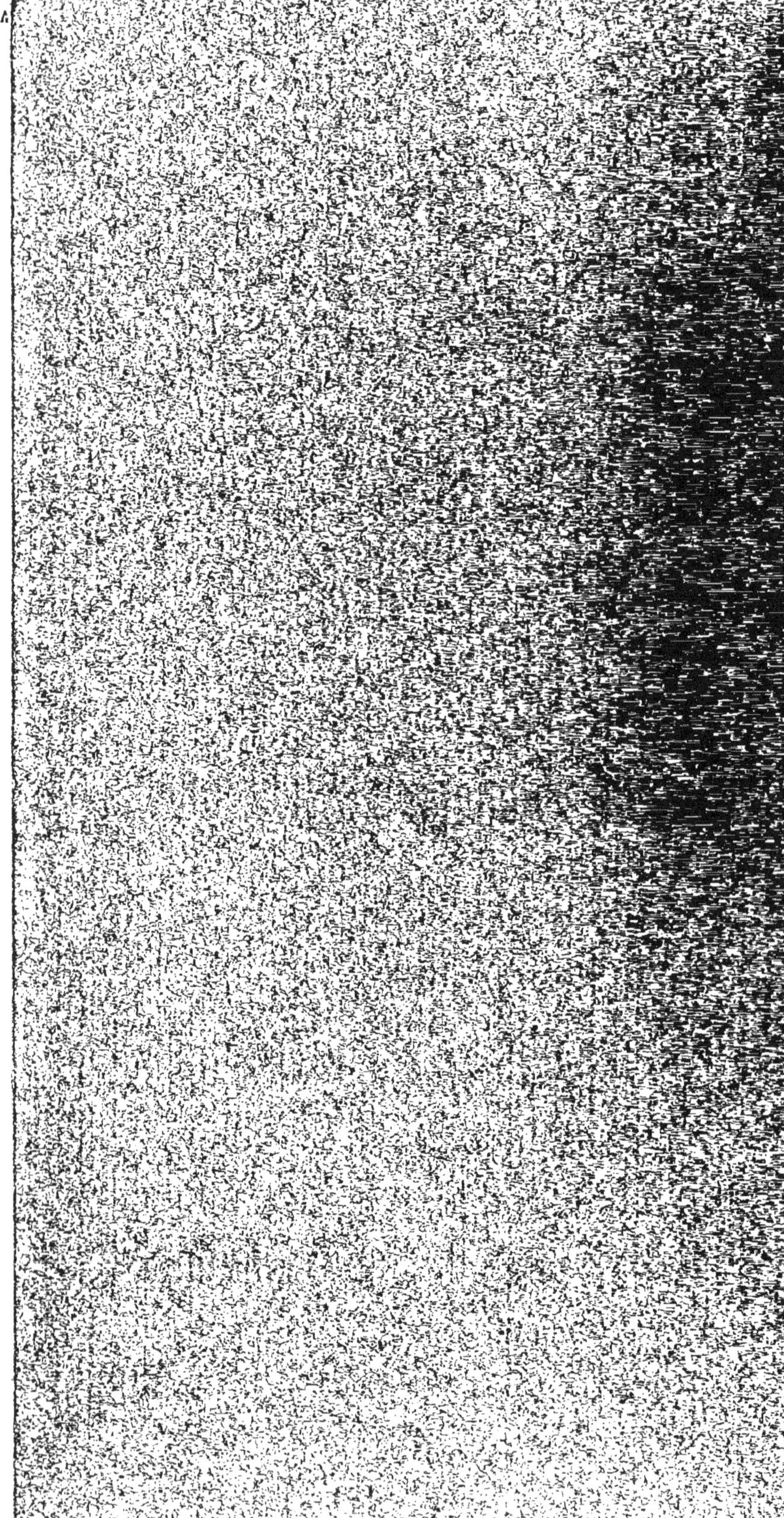

BLANCHE,

OU

La Dame des Bois;

A PARIS, DE L'IMPRIMERIE DE LEBÈGUE,
RUE DES NOYERS, N° 8.

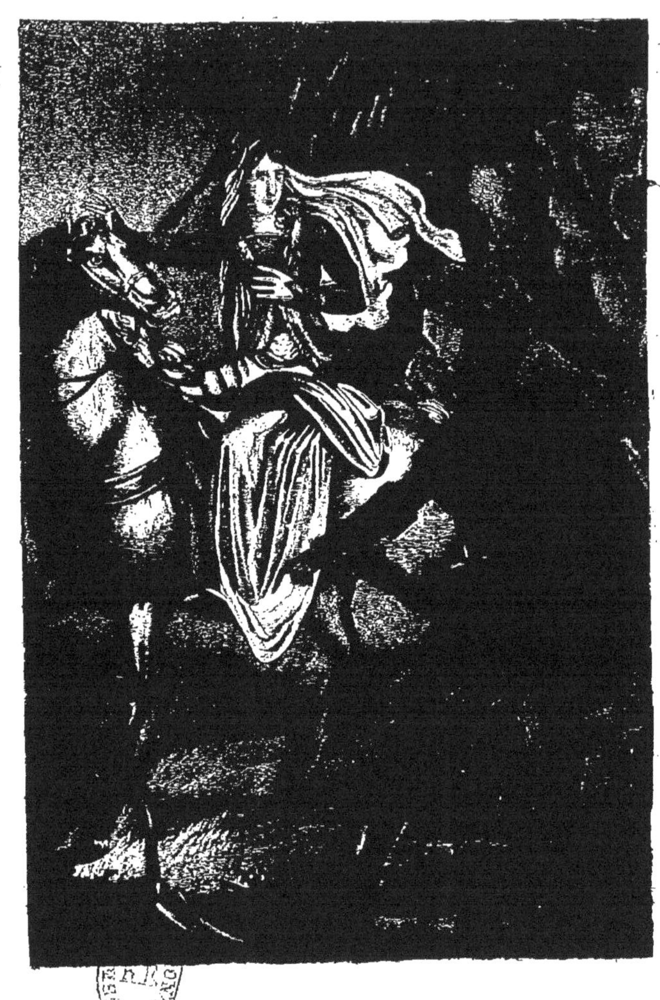

— Descends; ce que tu cherches, tu ne l'auras pas, ce que tu mérites n'est pas loin.

BLANCHE,

OU

La Dame des Bois;

PAR E.-M. MASSE.

Tome premier.

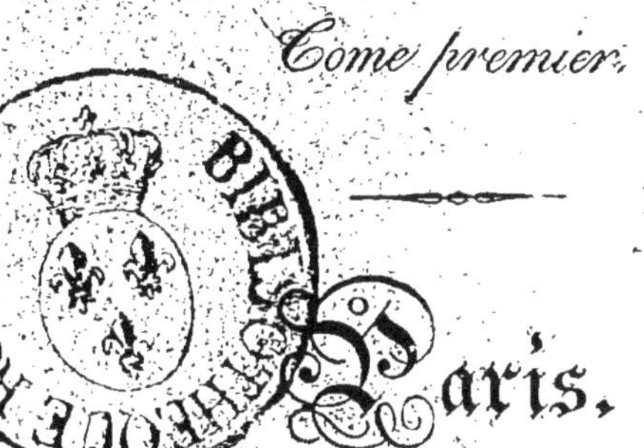

Paris.

AUDIN, QUAI DES AUGUSTINS, N° 25;
VERNAREL ET TENON, RUE HAUTE-FEUILLE, N° 30.

1825.

BLANCHE,

OU

La Dame des Bois.

CHAPITRE PREMIER.

La Visite au château abandonné. — L'Inscription.

On était en l'an de grâce 1435, époque chère aux Provençaux ; le bon roi René, qui faisait diminuer les tailles, quand le *mistral* soufflait trop long-temps, parvint au pouvoir cette année-là. Le mois d'octobre tirait vers sa fin. Peyron Morrut, métayer fort à son aise, et Blaisine, sa femme, montés sur le même mulet, revenaient, un dimanche au soir, du bourg de la Sieutat, où ils avaient fait quelques emplettes, à leur ménil, situé au milieu des bois. Blaisine disait à son mari : « Faudra-t-il donc que nous demeurions toujours parmi les chênes et les pins? N'es-tu pas assez riche pour vivre sur ton propre bien et quitter enfin ces vilaines métairies? Nous achèterions un coin de terre dans le pays que nous traversons en ce moment. Tu pourrais même, comme tant d'autres, te livrer au commerce de mer. Les oliviers et les figuiers me plaisent plus que les pins et les chênes. Pendant l'hiver surtout, le séjour de ces bois est insupportable; et voilà l'hiver qui s'approche! déjà les feuilles du térébinthe sont toutes rouges; les grives commencent à quitter les vignes et fréquentent davantage les vergers d'oliviers.

— Blaisine, répondit Peyron, à pierre qui tant roule, il ne vient pas de mousse. Nous avons toutes les métairies de la terre de Fontblanque; il faut les garder, parce qu'elles sont de bon rapport. Si le bon Dieu ne nous envoie plus d'enfans, nous irons passer nos vieux jours dans le bourg même de la Sieutat. En attendant, restons où nous sommes : cela nous convient de tout point. — Mais ne pourrais-tu pas faire arracher ce gros poirier sauvage qui est au devant de notre porte? Il est hanté par les esprits; je crois que tous ceux de la forêt s'y rassemblent. — Les vieux arbres sont comme les vieux drapeaux; ils font honneur à la terre : d'ailleurs, je ne crois pas aux esprits,

Blaïsine. — Sans doute, un homme comme toi, un ancien soldat...... mais...... »

Ici la conversation fut interrompue par la rencontre de messire Gantelmi, digne prêtre, qui, chaque dimanche, après avoir dit la messe du point du jour dans l'église de Ceireste, allait offrir le divin sacrifice dans la chapelle du château de Julhans. Messire Gantelmi s'entretint quelques instans avec Peyron Morfut et Blaisine, sa femme; puis il continua sa route vers Ceireste dont il n'était plus guère éloigné.

« Ne croirait-on pas, Blaisine, dit Peyron, après que l'ecclésiastique eut tourné l'angle d'un mur de clôture, ne croirait-on pas que messire Gantelmi a peur comme toi des esprits malins? Jamais il n'a voulu coucher, ni même dîner au château de Julhans.

— Il y dînait, il y couchait autrefois, reprit Blaisine avec une vivacité qui lui était ordinaire, mais dont alors elle parut en quelque sorte fâchée. — Depuis quand donc ne le fait-il plus? dit son mari. — Il me semble, répondit Blaisine en baissant les yeux sur une croix d'or à *la jeannette* qui pendait à son col, il me semble que c'est depuis la mort de l'autre Dame. — La première femme du seigneur Ambard? — Oui. — Mais que doivent en penser le seigneur Ambard et son épouse? — Je ne sais : messire Gantelmi est intimement lié avec le desservant de Roquefort; c'est chez lui qu'il dîne, et quand le temps est trop mauvais, il ne cherche pas d'autre gîte que le toit de son ami. — Tu as été au service de la dame Mabile..... — Oh! c'était une excellente femme!

—Ce n'est point là ce que je demande. Le bruit que sa mort n'avait pas été naturelle, ce bruit qui a couru dans la contrée avait-il quelque fondement? — Il le faut bien, puisqu'il revient des esprits au château. — Mais quels esprits encore? — Celui de la dame Mabile apparemment, dit Blaisine en baissant de nouveau les yeux sur sa croix d'or à la jeannette. »

On ne tarda pas d'arriver au ménil, et la conversation conjugale prit un autre cours.

Le mistral souffla toute la nuit avec violence. Le sifflement lugubre des pins, le frôlement des feuilles de chêne agitées par le vent, le sourd et long murmure des échos dans une forêt étendue sur des collines, sur d'étroits vallons et des escarpemens sans nombre, remplirent de terreur l'âme facilement ébranlée de Blaisine. Ce fut alors qu'elle regretta davantage de ne pas vivre au midi de ces ténébreuses montagnes ; dût-elle avoir toute la nuit à entendre le rauque mugissement des vagues qui se brisent sur les galets du rivage. Aussi parla-t-elle encore à son mari du bonheur qu'ils trouveraient à finir leur carrière dans le bourg de la Sieutat ; ne manquant pas de citer les gens de campagne qui s'y étaient établis, et dont les affaires prospéraient, bien que la plupart n'y eussent pas porté autant de moyens que Peyron Morrut pouvait en avoir. — *A pierre qui tant roule, il ne s'attache pas de mousse*, répéta Peyron, et la pauvre femme, après avoir poussé un soupir, essaya de goûter les douceurs du sommeil.

Cependant la Toussaint approchait.

« Tu songes sans doute, dit Morrut à sa femme, au *Linquet* * du petit Hélion? — Il est tout prêt, répondit Blaisine; des noix, des amandes, du raisin sec, des figues, des avelines : la petite provision est faite. Voudrais-tu donc que j'eusse oublié ce cher enfant? Il est si gentil......
— Fort gentil, en vérité; il ne faudrait pas, toutefois, que le pauvre Loys, l'enfant de la dame Mabile, lui fût sacrifié ainsi. Où est-il maintenant? Dans un âge si tendre, avoir quitté le château de ses pères! Si du moins j'étais avec lui! A-t-il quelque serviteur intelligent, fidèle? On dit qu'en Italie les affaires sont toujours bouleversées. Je ne crains ces mau-

* Cadeau de fruits secs qu'on fait aux petits enfans.

dits Italiens que dans l'obscurité, au détour d'une rue ou d'un chemin. Sur un champ de bataille, oh! c'est tout autre chose! Il paraît donc décidément qu'on n'a des yeux au château que pour Hélion. On ne verrait pas cela chez nous autres petites gens, comme ils disent. A la place du seigneur Ambard..... — Chez nous autres petites gens! marmota Blaisine... Blanche n'a pas toujours été aussi grande dame qu'elle l'est aujourd'hui. Tout le monde, dans ce canton, l'a vue bien petite fille. Et d'où lui vient son nom de Blanche? N'est-ce pas à cause qu'on ne lui connaît ni père ni mère? Voilà Marguerite, qui est de son âge; elle pourra vous conter son histoire. »

Marguerite était la femme d'un manouvrier, qui toute l'année, aussi bien qu'elle, travaillait dans les métairies tenues par Morrut. « Oh! je l'ai bien connue, dit la pauvre femme, en ce moment occupée de son repas du matin, qu'elle prenait à côté de l'âtre. Il faut avouer qu'elle n'avait pas une figure de paysanne. Je ne vis jamais plus blanc visage. » Et tout en parlant, elle jetait des broussailles sèches dans le feu dont elle avivait la flamme. « L'aubépine, poursuivit-elle, est terne en comparaison; ou plutôt on ne peut la comparer qu'aux fleurs de ces petits pommiers qui croissent dans nos vignes. Elle commença par garder les agneaux du seigneur de Cuges; il fallait voir comme elle était piquante avec son grand feutre noir, son juste rouge et sa cotte blanche! Je me rappelle encore certaines chansons que nos jeunes pâtres avaient composées pour elle. On prétend... mais je ne suis pas une mauvaise langue; on prétend...

» C'est bon, Marguerite, dit Morrut, vous ne fûtes jamais si bien en train de babiller; mais nous avons beaucoup à faire aujourd'hui; je veux que toutes mes semailles soient terminées avant les fêtes. — Oh! je n'aurais pas eu la tentation de dire ce que je puis savoir de Blanche, si elle ne m'avait pas dédaigneusement oubliée. Nous avons travaillé ensemble aux champs, nous avons mangé du même pain, nous nous sommes chauffées au même feu, nous avons couché sur la même paille; et, quand on a eu occasion de lui rappeler la pauvre Marguerite, elle a feint de ne m'avoir jamais connue; si, par hasard, elle vient à me rencontrer dans ses promenades, elle détourne la tête. Quand le seigneur de cette terre commençait à la courtiser, n'ai-je pas été sa confidente? Le pauvre défunt!... Si l'on pouvait répéter tout ce qui s'est dit dans le temps.....

« Vous m'impatientez, Marguerite, reprit Morrut d'un ton ferme, si vous voulez que je vous garde à mon service, il ne faut pas trop parler de nos maîtres. »

Alors Marguerite se tut, serra dans la hùche ce qui lui restait de son pain, et s'achemina vers le lieu où l'attendait son travail. Quand elle fut sortie : « Cette pauvre Marguerite, dit Blaisine à son mari, tu l'as bien mortifiée!—Aussi, pourquoi est-elle si babillarde? — On aurait trop à faire, si on voulait empêcher ces gens-là de s'occuper continuellement des riches qui ne songent point à eux. Crois-tu que nous-mêmes nous soyions à couvert de leurs médisances? Il suffit que quelqu'un s'élève, pour qu'ils cherchent à l'atteindre; et, pour eux, atteindre c'est rabaisser. »

Le jour de Toussaint était venu; mais la matinée était bien avancée déjà, sans que Blaisine se fût mise en route pour le château de Julhans. A la vérité, le ciel était sombre, une grande barre de nuages amoncelés au Midi annonçait du mauvais temps. « Il est tard, dit enfin Peyron à sa moitié; ce petit Hélion qui t'est si cher doit attendre impatiemment ton cadeau. D'où vient que tu n'es pas encore partie? tu devrais être de retour! — Eh plût à Dieu que je fusse de retour! Mais vois-tu ces nuages noirs qui s'élèvent au-dessus de la montagne et nous menacent d'un déluge! C'est la saison et même la semaine des pluies ; pour tout au monde, je ne voudrais pas être forcée de coucher au château ; et s'il faisait tant soit peu mauvais, on ne voudrait pas me laisser repartir. —Tu y couchais bien autrefois, sans faire tant de difficultés! — Mais alors nos enfans étaient encore en vie..... »

Au souvenir de ses enfans, Peyron Morrut soupira, puis il dit :

« Qu'a de commun cette perte cruelle avec les invincibles craintes qui te repoussent du château, comme les rochers escarpés d'une côte hérissée repoussent sans cesse les flots de la mer! — Eh ne vois-tu pas que nos malheurs... — Eh bien? — C'est aux malins esprits qui le hantent qu'il faut les imputer! »

Peyron ne répondit rien; il tourna la tête pour que sa femme ne vît point combien douloureux étaient ses souvenirs. Cependant Blaisine, toujours hésitant, arrangeant tantôt sa corbeille, et tantôt sortant les plus beaux harnais de sa monture, puis cherchant à prévoir quel temps il ferait, ne se mettait point en route, lorsque, de sa porte, elle vit paraître, dans le chemin de communication entre Fontblanque et Julhans, deux femmes, dont une à cheval avec un petit enfant à califourchon devant elle. A mesure qu'elles approchaient : « Il me semble, dit Blaisine, que c'est Mme Blanche et son petit Hélion. »

Les reconnaître et courir au-devant d'eux, ce fut l'affaire d'un instant. « Puisqu'on n'apporte pas à ce cher enfant, dit la dame, le cadeau que ses amis avaient coutume de lui faire en ce jour, il faut bien qu'il vienne le chercher lui-même. » Blaisine est un peu confuse d'abord; puis, retrouvant quelque assurance, elle invente pour excuse la lassitude du cheval; cette lassitude n'a pas permis de se mettre en route plus tôt. Ensuite elle prend Hélion qu'elle couvre de mille baisers; et, tenant d'une main cet enfant, de l'autre la haquenée de la dame, elle arrive à la porte du ménil, après avoir rencontré Peyron qui s'était avancé gravement pour rendre ses hommages.

Blaisine se hâte de mettre devant Hélion la corbeille de fruits qu'elle avait préparée; et la suivante de la dame Blanche détache de la haquenée deux grands paniers pleins de dattes, de pistaches, de carrouges, d'oranges, de nougat. C'était le cadeau qu'Hélion faisait à sa nourrice, et dont une partie devait être réservée pour la grande collation de la veille de Noël.

La dame Blanche de Julhans, que la tradition a depuis appelée la *Dame des Bois*, sans avoir une taille bien riche, avait reçu de la nature un superbe visage, et son teint montrait encore ces douces nuances dont la pauvre Marguerite avait conservé un souvenir si vif. Marguerite, en ce moment, n'était pas là; elle était allée à Cuges entendre la messe. Cette absence empêcha de voir si la dame Blanche avait bien complétement oublié son ancienne et rancunière compagne.

Cependant le chien de la ferme faisait des caresses à Hélion, et l'enfant y répondait. « Maman, dit-il, ce chien-là n'est pas méchant comme le chien rouge que nous avons vu. — Miséricorde! s'écrie Blaisine qui ne se peut retenir, miséricorde, un chien rouge!... » Son mari lui fit un signe, et Blaisine se tut; mais, toute tremblante, elle n'osa plus tourner les yeux sur la dame, sa maîtresse, avec qui, l'instant d'auparavant, elle s'entretenait.

Cette petite circonstance augmenta la gêne qu'au premier abord il n'était pas difficile d'apercevoir dans l'air, le geste et les paroles de la mère d'Hélion. Elle feignit pourtant de n'avoir pas bien entendu ce que son fils venait de dire, et se pencha vers lui comme pour l'engager à le répéter; mais Peyron Morrut prit l'enfant, et, lui faisant à son tour des caresses, il chassa promptement de son jeune esprit l'image du chien rouge, soit que cet animal fût réel ou purement fantastique.

La dame de Julhans fut invitée à dîner; elle accepta. Elle se proposait de visiter ensuite les différentes parties du domaine, en commençant par le château, qu'elle avait habité jadis. Pendant le repas, elle fit des efforts pour se mettre au niveau de Peyron Morrut et de sa femme; mais je pense qu'autrefois Blanche avait usurpé les manières de la grandeur avec plus d'aisance et de facilité qu'elle n'en trouvait aujourd'hui à revenir au ton simple et naturel des gens de campagne. Elle cherchait à mettre dans son regard et dans sa voix une douceur qui ne s'y trouvait point; c'était bien dommage : car ses yeux bleus avaient beaucoup d'éclat, et ses lèvres vermeilles semblaient ne devoir s'ouvrir que pour d'aimables et douces paroles.

Voyant que son projet de descendre un moment, projet heureux qui ne réussit qu'aux grandes âmes, ne lui allait point, elle eut recours à son enfant, pour cacher une sorte de dépit qui l'agitait, et, en même temps peut-être, des remords, des terreurs dont elle était secrètement obsédée. En cela, Blaisine, Peyron Morrut et la suivante la secondèrent assez bien; Hélion étant l'objet des attentions les plus suivies, et tous se disputant à qui le fêterait davantage. La suivante qui d'ailleurs paraissait être assez dédaigneuse, comme le sont toutes les personnes de sa sorte, quand elles se trouvent dans la chaumière du pauvre avec les grands qu'elles servent, le caressait, un peu par habitude, un peu pour faire sa cour. Dans Blaisine, c'était un mélange d'affection et de douleur; car si elle l'avait nourri de son lait, elle se rappelait aussi que ses propres enfans n'étaient plus. Quant à Peyron, il partageait les sentimens de Blaisine, autant du moins qu'un homme peut éprouver ce qui se passe dans un cœur maternel; mais, d'un autre côté, ce brave homme cherchait à détourner la pensée et la langue de sa femme de toutes les choses qui pouvaient avoir rapport à l'ancien seigneur.

La mère d'Hélion se montra fort contente du repas qu'on lui donnait. Les garçons de la ferme avaient trouvé dans les piéges beaucoup de grives;

quelques bécasses et même un lièvre. Blaisine, qui avait passé au château de Julhans une partie de sa jeunesse, était assez bonne cuisinière, elle fit surtout un pâté de champignons, de mauviettes et de rouges-gorges que la suivante eut la bonté de trouver excellent.

Après le dîner, on s'achemina vers le château de Fontblanque, bâti à quelque distance, au midi de la métairie. Le ciel n'était pas plus serein que dans la matinée; les présages de mauvais temps étaient les mêmes; l'air était humide et froid; la nature était morne; et le château, dans la cour duquel on entrait, offrait dans sa solitude et son abandon, je ne sais quoi de sinistre qui glaçait l'âme. L'émeraude des prés qui seule aurait pu réjouir la vue, était toute jonchée de feuilles jaunies que le mistral avait arrachées, les jours précédens, aux peupliers de l'avenue, aux chênes de la forêt voisine, aux vignes maintenant tout à fait dépouillées.

La dame jeta un regard furtif sur la chapelle rustique, au-devant de laquelle s'élevait un ormeau dont le feuillage était en proie au vent. C'était dans cet asile de la prière que le défunt seigneur lui avait donné sa main. Environ quinze ans s'étaient écoulés, depuis que Blanche, belle comme le plus beau jour de printemps, avait passé, de l'état de simple bergère à celui de châtelaine. L'herbe croissait dans la cour : aucune impression de tristesse ne manquait à ce jour, ni à cette visite.

Cependant l'intérieur du château n'était pas tout à fait dans cet abandon que montrait l'extérieur. Blanche parut étonnée que la toile de l'industrieuse araignée ne fût pas appendue à tous les appartemens. Elle demanda si cette propreté était due aux soins de Blaisine. Peyron prit tout de suite la parole, et dit que cela regardait la bonne Marguerite. « Marguerite! dit la dame, est-ce qu'elle vit encore? pourquoi n'est-elle jamais venue à Julhans. — Apparemment, elle n'a pas osé, » répliqua Peyron; et de part et d'autre on ne parla plus de Marguerite.

Arrivée à l'entrée de l'appartement qu'elle avait occupé jadis, Blanche vit des caractères rouges tracés au-dessus de la porte. La dame châtelaine ne savait pas lire; elle n'était pas la seule en ce temps là : Peyron n'était pas plus habile. Hélion, à qui son père montrait à épeler, voyant le désir de sa mère, se prit à vouloir déchiffrer les caractères. Il parvint à trouver d'abord le mot *crime*... C'est assez, dit Blanche; mais le petit enfant prétendait, à toute force, montrer son savoir; Peyron s'efforçait de l'entraîner ailleurs, il résistait à Peyron; il criait, il pleurait; il parvint enfin à lire toute cette sentence écrite en caractères rouges; elle était ainsi conçue : *Le crime trouve en lui-même son châtiment.* Peyron Morrut dit à demi-voix, et de manière qu'à peine Blaisine put l'entendre : « Diable! je croyais que cette maudite écriture était là depuis long-temps; sans quoi... »

La dame se repentait sans doute de cette visite, qu'un motif peu réfléchi l'avait portée à faire; elle mit quelque hâte à sortir du château ; mais elle ne put s'empêcher de jeter encore un regard sur la chapelle.

Une partie du seuil était tapissée d'une espèce de mousse rougeâtre, qui, en la saison d'automne, se montre dans quelques lieux humides. Hélion, en s'approchant, fut frappé de cette couleur. « Maman, s'écria-t-il tout effrayé, du sang, du sang ! » Blanche porta son regard sur le seuil, elle pâlit, une sueur froide inonda tout son corps, ses jambes fléchirent, elle n'eut que le temps d'appuyer sa main sur le bras de Peyron, et de lui dire : éloignons-nous d'ici.

CHAPITRE II.

La Tempête. — L'Homme noir.

Une tempête cependant s'était déclarée ; le vent du sud-ouest soufflait avec impétuosité ; des nuages traversaient le ciel avec la rapidité d'une flèche ; bientôt la pluie tomba par torrens ; et comme on n'était pas encore bien loin de la demeure fatale, Blaisine dit : « Rentrons au château. — Non, reprit la dame, je préfère votre ménil. — C'est bien de l'honneur que vous nous faites, » répliqua Blaisine, et on se hâta d'arriver à l'habitation de Morrut.

La tempête n'ayant point de relâche, la suivante se mit à dire : « Ne trouverait-on pas au château de quoi faire un lit pour Madame? — Non, Clairette, cela n'est pas nécessaire, reprit Blanche, je ne suis en peine que pour mon mari; il ne saura ce que nous sommes devenus, son fils et moi.» Peyron offrit d'aller sur-le-champ donner des nouvelles d'Hélion et de sa mère; nonobstant tout ce que put dire la dame, sa maîtresse, qui ne voulait pas l'exposer, pour son service, à un temps si mauvais, il sella le cheval qui, le matin, par lassitude, au dire de Blaisine, n'avait pu aller au château, et il s'élança comme l'éclair au milieu de la noire tempête.

Malgré les difficultés du chemin, tout sillonné de ravines récentes et coupé de larges flaques d'eau, il se rendit promptement auprès d'Ambard, seigneur de Julhans et second mari de la dame Blanche. Ambard commençait d'être inquiet sur son épouse et son fils. Il ne voulut pas que Peyron repartît avant que la pluie, de moment en moment moins vive, eût cessé tout à fait.

Le mari de Blaisine s'en revint donc à la nuit tombante. Le ciel s'était un peu éclairci; de magnifiques lambeaux de son manteau d'azur se laissaient voir entre les nuages écartés; des brouillards couraient au-dessus des masses d'arbres les plus hautes, comme la fumée des hameaux quand elle est chassée par le vent. Peyron se promettait d'arriver bientôt à son ménil, lorsqu'il eut une rencontre.

Marguerite, qui retournait en ce moment de Cuges, où le commérage et la pluie l'avaient retenue tout le jour, fut témoin, à quelque distance, de cette rencontre qui l'effraya beaucoup. Elle courut, toute hors d'elle-même, vers la chétive cabane qu'elle habitait avec son mari, et, avec tous les symptômes de la plus vive terreur, elle se mit à raconter, en faisant maints signes de croix, comment Peyron Morrut avait été abordé par un homme aussi noir qu'un démon rôti au grand feu d'enfer, et qui, dans le creux des yeux, avait deux escarboucles reluisantes comme des charbons embrasés; elle ajouta que Peyron se tenait tout révérencieux devant le fantôme et paraissait en recevoir des ordres. Je comprends bien maintenant, ajouta-t-elle, pourquoi sans cesse il dit que je suis une curieuse, une babillarde.

Dans toute autre circonstance, Marguerite n'aurait pas eu de repos qu'elle n'eût porté sa nouvelle à Blaisine ; mais elle avait peur maintenant des ténèbres qui commençaient à s'étendre, de Peyron Morrut, et surtout de ce grand homme noir qui avait des charbons embrasés dans le creux des yeux.

Le lendemain, la dame Blanche reprit le chemin de sa demeure, après avoir engagé la femme du métayer à l'aller voir ; mais celle-ci, un peu embarrassée, parvint, avec toutes les formules de politesse en usage dans son état, à ne répondre ni oui, ni non. Sans doute, l'idée du chien rouge avait accru ses appréhensions.

CHAPITRE III.

Le Château de Julhans. — Quels sont ceux qui l'habitent. — Amours naissantes de Loys et de Guillemette.

MAINTENANT que nous sommes un peu au fait du château de Fontblanque et de ses alentours, il est temps de faire connaissance avec celui de Julhans.

L'ancien château de ce nom était bâti sur un roc escarpé de trois côtés; le quatrième était défendu par une scissure assez large, et formant un fossé naturel entre le roc isolé et la montagne la plus proche. L'assiette de ce séjour presque aérien annonçait de grandes peurs dans ceux qui l'avaient choisie. On fait remonter les premières constructions au temps des anciens Marseillais : le nom même, selon quelques érudits, rappèlerait celui de Jules César.

Les querelles sanglantes et continuelles des temps féodaux, les fréquentes incursions des Sarrasins, qui, de leur repaire du Fraxinet, vis-à-vis le port de St-Tropez, désolèrent pendant près de deux cents ans une partie de la Provence, avaient, plus certainement encore, fixé des hommes en ce lieu, ainsi que sur l'emplacement de Roquefort, autre château, peu distant et sur le bord de la même chaîne de montagnes vers le midi.

Le règne des illustres maisons d'Urgal et de Barcelone ayant amené peu à peu plus de confiance et de sécurité dans les esprits, et les souverains des deux maisons d'Anjou n'ayant pas laissé dépérir l'œuvre politique de leurs sages prédécesseurs, les habitations du seigneur et des vassaux étaient descendues dans la vallée, au milieu des pins, et l'on avait abandonné aux injures du temps destructeur l'antique donjon, d'où la vue se promène au loin sur les montagnes de la Sainte-Baume, ainsi que sur celles de Sainte-Victoire au voisinage d'Aix, et sur une partie du golfe comme de la mer de Marseille.

De là aussi les regards se portent au sud-ouest sur l'âpre vallée de Roquefort, où ne prospèrent ni le figuier, ni l'olivier, et que la bise remplit de toutes ses froidures. Au nord, l'œil rencontre une montagne boisée qui lui dérobe l'ancien monastère de Saint-Pons, célébré par les troubadours; mais à l'orient, il peut contempler avec plaisir le plan de Cuges, qui était autrefois une espèce de lac, et le serait encore, sans deux canaux ouverts par la nature, presque de nos jours; au couchant, se présentent la plaine de Gémenos et celle d'Aubagne; ainsi que les coteaux si parfaitement cultivés de Roquevaire.

Le château moderne, plus considérable que l'ancien et que celui de Fontblanque, était flanqué de quatre tourelles; de vastes salles lui donnaient, au-dedans, un air de grandeur; mais cette grandeur était triste. Le voisinage des bois ne contribuait point à bannir cette dernière impression; il la rendait, au contraire, plus permanente. Une seule échappée de vue avait été ménagée; encore n'aboutissait-elle qu'à une montagne aride et pelée. Pour en déguiser la nudité sauvage, on avait planté, entre la montagne et le manoir, une bande de cyprès, qui, de leurs pyramides lugubres, ombrageaient une assez grande pièce d'eau. Des trois autres côtés, on ne voyait que la forêt et ses noirs ombrages, ou quelques champs peu étendus.

L'air habituel des principaux habitans était en rapport avec le sombre aspect des lieux; une mélancolie, pénible à voir, contrastait avec la beauté peu commune de leurs traits. On eût dit qu'Ambard ne trouvait qu'à la chasse un allégement à de profonds chagrins; Blanche essayait de se distraire avec son petit Hélion; mais le plus intéressant de ces êtres affligés était Guillemette, fille de Blanche et d'un premier époux.

Si le seigneur châtelain et sa femme paraissaient être odieux, insupportables à eux-mêmes, si la vie ne leur offrait plus qu'ennuis et dégoût, s'ils cherchaient à se délivrer d'un trouble intérieur, et montraient l'un et l'autre l'inquiétude d'une âme pour qui la conscience est une importune compagne, Guillemette, pure et sans reproche, semblait, au contraire, prendre plaisir à ses peines, et ne vouloir pas s'en départir.

Entre les sujets d'affliction, partage de cette famille, Ambard et son épouse en avaient un de commun avec Guillemette ; mais c'était le seul pour cette aimable fille.

Le beau Loys, fils d'Ambard et de Mabile, sa première femme, avait été contraint de quitter, bien jeune encore, et par les intrigues d'une injuste marâtre, le château paternel. Ambard était fâché maintenant d'avoir exilé son fils. Blanche, témoin des regrets de son époux, appréhendait le retour du jeune homme aimé par elle d'autant moins qu'il annonçait plus de mérite; et Guillemette pleurait l'absence du jeune jouvencel à qui son cœur s'était donné, et qu'elle espérait peu de revoir.

Guillemette comptait à peine dix-sept printemps, et Loys venait d'accomplir sa dix-neuvième année.

Il y avait déjà huit ans que la fille de Blanche avait suivi sa mère au château qu'habitait, à cette première époque, Ambard avec son fils. L'arrivée de cette jeune personne fit bientôt diversion à la douleur qu'avait causée à Loys le trépas d'une mère chérie, et dissipa en peu de temps les idées fâcheuses que la présence d'une femme étrangère avait d'abord suscitées dans son esprit.

Les deux jeunes gens, à l'âge qu'ils avaient, ne purent pas se croire frère et sœur; mais bientôt ils eurent conçu l'un pour l'autre les tendres affections que ces noms supposent. On les voyait toujours ensemble, et même leurs parens parlaient alors de les unir un jour. Les plaisirs, les amusemens de l'un étaient ceux de l'autre. En automne, ils prenaient des merles, des grives au lacet, des rouges-gorges aux gluaux; quand les chaleurs de juin commençaient d'attirer les ortolans, ils tendaient les filets au voisinage des fontaines. Quelquefois ils suivaient les jeunes paysannes à la glandée, ou armés d'un petit bâton pour écarter les touffes de bruyère et de chêne à kermès, ils se livraient à la recherche des champignons délicats qu'on trouve en abondance dans les bois environnans. Il leur arrivait aussi d'accompagner les troupeaux, et ce leur était une grande joie, quand, du haut des montagnes, limites de la vallée au midi, leurs yeux découvraient au loin les flots bleuâtres de la mer immense, sur laquelle apparaissaient quelques voiles, semblables à des colombes, et qui sillonnaient, pour ainsi dire, les airs entre deux firmamens.

Quand l'aimable saison appelée par nos pères le *renouveau* apportait sa bénigne influence; quand les bourgeons des pins exhalaient cette essence balsamique qu'on aime tant à respirer, et qui plus d'une fois rendit leurs forces à des mortels qui s'en allaient languissans, Guillemette et Loys allaient alors cueillir la violette aux plus fraîches orées des bois, ou dans les taillis de chênes verts toujours plus ombragés que ceux de pins.

Quelquefois ils poussaient leurs courses jusqu'aux bois de Fontblanque. L'extrémité méridionale du bassin où est situé le château, se trouve fermée de hauts rochers taillés en partie à pic; elle n'est visitée du soleil que dans les plus grands jours d'été. A mi-côte, et sur une pente légèrement inclinée, s'alonge un rideau d'épines vinettes, d'yeuses au noir feuillage et de houx; au pied de ces végétaux, on voit éclore d'innombrables violettes, qui parfument l'air, même avant que l'amandier en fleurs ait annoncé le premier printemps.

Un jour, Guillemette et Loys, après

avoir amassé des violettes à foison, sortirent du bassin, en montant par une scissure de rochers qui forme un étroit sentier par où l'on rejoint le chemin de Ceireste. Entre le chemin et ce défilé exigu, nommé par les gens du pays *lou pas de la mala mouillé**, se trouve une petite prairie où les deux enfans se mirent à cueillir de belles marguerites; après quoi, ils s'assirent sur la roche nue, à l'ombre d'un poirier sauvage; ils s'y reposaient, lorsqu'une de ces nonnains voyageuses, qu'on appelait *hirondelles*, vint à passer en ce lieu. Sa démarche annonçait qu'elle était un peu sur l'âge. En apercevant Guillemette et Loys, elle avait fait tomber

* Le pas de la méchante femme.

son voile, et, le corps appuyé sur un roseau, elle s'était dirigée vers eux.

« Bon jour, mes petits enfans, leur dit-elle ; que le bon dieu vous garde, vous êtes arrêtés là dans un triste endroit : un peu plus bas, et du haut de cette roche escarpée, un mari justement irrité précipita un jour sa femme, qui ne revint pas de la chute. Miséricorde ! s'écria Guillemette effrayée, le méchant homme ! Elle était bien plus méchante femme, répliqua la nonnain, je vais vous dire son histoire. »

Elle s'assit alors sur un quartier de rocher, tout près et en face de Loys et de Guillemette. Celle-ci, toujours un peu effrayée, se serra contre son jeune ami, et la nonnain se mit à conter.

CHAPITRE IV.

Histoire de la méchante femme.

« Il y avait une femme qui aimait beaucoup l'argent, et très-peu son mari ; elle s'était imaginé que celui-ci possédait d'immenses trésors, et le démon lui inspira l'envie d'en jouir seule. Cette envie, à *laquelle* son cœur ne résista point dans les commencemens, acquit bientôt une violence extrême, et devint une frénésie, mais une frénésie concentrée, et par là même d'autant plus funeste. Docile aux inspirations de l'esprit pervers, elle résolut de trancher les jours de celui à qui, devant Dieu, elle avait juré de consacrer les siens. On ne dit point quels moyens elle employa.

Persuadée que son mari ne reviendrait plus, elle publia qu'il était parti pour un voyage de long cours.

» Ce brusque départ occasionna dans la ville maintes chuchoteries ; mais la méchante femme eut soin de rappeler la passion que son époux avait de tout temps montrée pour le gain; et bientôt on crut qu'il s'était mis en mer dans l'espoir de quelque grand profit, et qu'il n'avait gardé le secret que pour assurer mieux son affaire.

» La perfide cependant ne trouva point le trésor sur lequel son avarice avait compté ; cette déconvenue l'affligea beaucoup ; et plus que les remords, l'inutilité de ses recherches devint le plus constant sujet de ses pensées. Son époux souvent lui apparaissait en songe; mais sans aucun regret du crime commis, elle ne déplorait alors que ses espérances déçues. Partageant l'opinion des petits et des grands sur les apparitions nocturnes, elle crut de bonne foi que l'âme de son mari était en peine, pour avoir caché avec tant de soin un trésor dont les vivans devaient profiter. Ces visions lui semblaient être des avertissemens, comme si elle eût mérité quelque marque d'attention et de bon souvenir!

» Mais rien, dans ces songes, n'indiquait l'endroit où il fallait fouiller, ce qui la jetait dans un grand souci. Elle poussa l'audace jusqu'à faire des neuvaines sacriléges, pour obtenir du Ciel que son mari s'expliquât plus clairement avec elle.

» Enfin, on lui dit qu'un ermite de grande réputation s'était établi au *Repos de Ribes*, entre Cuges et la

Sainte-Baume. Pensant que cet homme de Dieu pourrait mettre son esprit sur la voie, elle s'achemina vers le *Repos de Ribes*. Il paraît qu'en ce lieu elle était attendue. Sans lui montrer son visage, et d'une voix pareille à celles qu'on prétend sortir quelquefois du sein des tombeaux, l'ermite apprit à la méchante femme que, dans trois jours, un guide se trouverait à cheval, devant sa porte, à l'heure précise de minuit. Elle devait s'abstenir de proférer aucune parole, et se contenter d'offrir, pour se faire connaître, un bouquet de narcisses.

» Les trois jours s'écoulèrent. La méchante femme, dans cet intervalle de temps, avait eu quelques accès de crainte, quelques momens d'irrésolution; mais cet amour des richesses qui fait commettre tant de crimes, et par lequel son cœur avait été si horriblement perverti, chassa les secrètes terreurs comme il avait chassé les remords; même elle attendit avec impatience l'heure indiquée, la regardant comme une heure de félicité. Les coudes appuyés sur sa fenêtre ouverte, elle cherchait à connaître par l'aspect du firmament, si la nuit serait belle. C'était dans le mois de décembre; le temps était froid; mais le ciel, très-serein. Les étoiles scintillaient comme à l'envi, et la lune devait éclairer de son croissant la dernière moitié de cette nuit magnifique.

» Un hoyau pour fouiller la terre, le bouquet de narcisses pour se faire connaître, une bonne mante pour se garantir du froid, une petite fiole de rossoli pour se fortifier le cœur et pour offrir à boire au guide complaisant, tout était prêt. Les rues étaient profondément silencieuses; aucun souffle n'agitait l'air, ne troublait le calme de la nuit; une faible lueur qui était celle de la lune montante, blanchissait la partie de l'horizon en face de la croisée; minuit sonna. »

Ici Guillemette se serre de plus près contre son jeune ami.

« Minuit sonna, répète la nonnain. qui, du coin de l'œil, a vu le trouble et le mouvement de Guillemette.

» Bientôt la méchante femme entendit retentir au loin *tra, tra, tra;* ce bruit venait en augmentant, et quand la réplique de minuit fut sonnée, le cavalier se trouva tout devant la porte. Je pense qu'à la vue d'un homme noir comme du jais, monté sur un cheval aussi blanc que la neige récente, la méchante femme éprouva quelque nouvel accès de terreur, car elle tarda un peu à descendre, et le cheval, frappant du pied le pavé, donna des signes d'impatience.

» Enfin elle prit la fiole, se couvrit de sa mante, descendit, et, d'une main tenant son hoyau, elle offrit de l'autre, à l'homme noir, le bouquet de narcisses. L'homme noir prit le bouquet, et le plaça lui-même sur le sein de la méchante femme. Il parut à celle-ci que les mains du guide étaient excessivement froides, même par rapport à la saison et au temps qu'il faisait. Le cavalier suspendit le hoyau au cou du cheval; puis présentant son pied gauche en façon d'étrier, il aida la femme à monter en croupe; et de galopper aussitôt... comme s'il se fût agi d'aller à un bal, à une partie de plaisir.

» La méchante femme avait une main passée autour du cavalier; mais elle ne sentait point battre son sein pressé par elle involontairement, surtout aux mauvais pas; aucune chaleur ne se communiquait du guide à elle; jamais il ne tournait la tête; elle croyait même avoir remarqué, lorsqu'il l'aida pour monter en croupe, que son visage était aussi noir que ses vêtemens. Elle commença d'avoir peur. Serait-elle au pouvoir d'un fantôme? Cette idée l'obsédait sans relâche... et d'un fantôme à qui elle s'était elle-même livrée !....

» De grosses gouttes d'une sueur froide coulaient de son front. Quand même toute parole ne lui eût pas été interdite par le solitaire, jamais elle n'aurait pu ouvrir la bouche, tant sa terreur, ses angoisses étaient grandes! Son cœur défaillait; elle n'avait pas même la force de recourir à la fiole dont elle s'était pourvue.

» Un morne silence régnait dans la campagne, mais le silence du guide était bien plus sombre et plus funèbre encore. Les pâles rayons de la lune faisaient ressortir davantage la noire profondeur des vergers d'oliviers et des bois de pins; c'était comme ces clartés lugubres qui se prolongent sur la dépouille glacée des morts; et le vent du matin faisait entendre son souffle semblable aux gémissemens qu'exhalent les âmes des trépassés.

» Plus d'une fois la méchante femme

avait eu l'idée de se laisser glisser à terre; mais toujours le guide, attentif et taciturne, avait deviné son intention, et du même bras qui tenait la bride, il avait étreint celui de sa compagne, de manière à ne pas craindre qu'elle tombât.

» On avait déjà franchi le village de Ceireste; puis on dépassa les *glacières*, ensuite le ménil de *Beauregard*. La terreur qu'éprouvait enfin le crime, si long-temps tranquille et rassuré, devenait toujours plus affreuse, et le silence du guide, toujours plus sombre et plus inquiétant, lorsque le cheval s'arrêta dans cette même prairie où nous sommes.

» Descends, dit alors une voix que la méchante femme reconnut aussitôt; ce que tu cherches, tu ne l'auras pas; ce que tu mérites n'est pas loin : descends. Le cavalier était déjà lui même sur la pelouse; et jetant le hoyau à terre, il servira, dit-il, pour creuser ta fosse, si quelqu'un te croit digne de la sépulture. La précaution a été bonne; sans cela tu aurais été dévorée par les loups et les oiseaux de proie.

» La méchante femme ne descendait point. Le mari se débarrasse alors de sa cape noire, et montre un guerrier armé de toutes pièces. « Échappé » par miracle, dit-il, à la mort que tu » croyais m'avoir donnée, je suis entré » au service du comte Raimond Bérenguier. Il sait ton crime; il m'a autorisé à le punir. Je t'ai fait sortir des » terres de la maison des Baux, afin » d'être plus libre dans ma vengeance.»

En même temps il la saisit de ses mains froides comme celles de la mort, car elles étaient armées de gantelets de fer; il la serre contre sa cuirasse, et la mène au bord de ces rochers escarpés. « Vois-tu là-bas, lui » dit-il, ces verts bocages, ces tapis » de mousse où nous aimions à nous » asseoir? vois-tu ces frais sentiers, » ces ombrages solitaires où nous » cueillions la violette en des jours » plus heureux? Te souvient-il de » ces temps où je te marquais tant » d'amour, tant d'amour dont j'ai bien » rougi depuis? Regarde au bout de » l'avenue, cet antique ormeau qui » ombrage la porte de la chapelle, et » ce lieu saint où de l'état de simple » bergère.... »

A ces paroles de la nonnain, Guillemette et Loys éprouvèrent un trouble indéfinissable; s'en étant aperçue : « Pardon, mes jeunes amis, leur, dit-elle, je m'égare; je prends une histoire pour l'autre, le dénouement de l'autre n'est pas arrivé encore; mais il viendra: Dieu est juste.»

La terreur des deux jeunes amans était à son comble. Loys qui voyait pâlir Guillemette, et qui sentait la main de sa compagne se glacer dans les siennes, eut encore assez de courage pour dire à la nonnain: « Ma mère, venez vous reposer au château de Julhans. Vous paraissez être si fatiguée, votre voix est si éteinte... Mon.... mon.... dit la nonnain d'une voix prodigieusement émue.... Eh bien, Loys, ajouta-t-elle en se reprenant, je n'irai point au château de.... Non, je n'irai point là. » Loys fouillant alors dans sa poche. « Si j'avais du moins quelques pièces de monnaie à vous offrir! — Ton cœur, ton cœur, mon enfant! » dit l'inconnue; et reprenant son roseau avec vivacité, elle s'éloigna.

Loÿs crut entendre des pleurs dans les derniers sons de cette voix tant émue, et, dès ce jour, des idées étranges et terribles, de noirs pressentimens, des soupçons odieux se mêlèrent, se confondirent dans la pensée innocente des deux jeunes amans. Souvent il leur semblait que des signes, des paroles même échappées à des gens de leur connaissance, avaient rapport à la narration effrayante de la nonnain, à cette autre histoire surtout que son esprit, entraîné sans doute par des souvenirs irrésistibles, avait liée à celle dont elle achevait le récit. Ils ne retournèrent plus au voisinage du château abandonné; et, quand la dame

Blanche fit cette visite dont nous avons parlé déjà, Guillemette, sa fille, se rappela involontairement l'épouvantable allusion qui était venue se glisser dans les dernières paroles de la voyageuse ; et bien malgré elle encore, l'histoire de la méchante femme s'allia dans son imagination incessamment agitée, avec un nom qu'elle s'efforçait toujours plus de respecter.

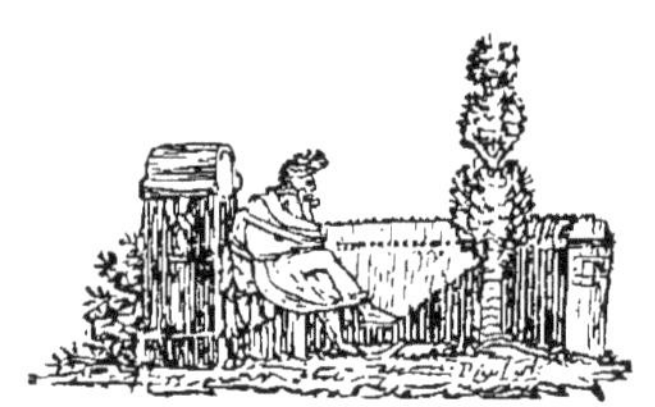

CHAPITRE V.

Le vieux Curé.

Depuis cette rencontre, les deux enfans n'épanchèrent plus leur cœur avec la même confiance; il y eut moins d'abandon dans l'expression des sentimens qu'ils éprouvaient l'un pour l'autre. Etrange situation de deux êtres simples, ingénus, qui recevaient, si l'on peut dire, un indomptable trouble de l'atmosphère morale dont ils étaient enveloppés, et des lieux où ils avaient pris naissance!

Guillemette et Loys s'étaient aimés avant d'avoir entendu parler d'amour. Leur ignorance à cet égard ne s'était pas dissipée encore; mais depuis que leur pensée était si péniblement agitée, ils croyaient être devenus moins chers l'un à l'autre, quand une circonstance nouvelle leur révéla tout à coup combien leurs cœurs étaient encore étroitement unis.

L'éducation qu'Ambard était en état de donner par lui-même à son fils ne dépassait point les bornes les plus communes. Lire passablement et un peu écrire, voilà ce que pouvait enseigner l'infatigable chasseur. Il voulut que le jeune homme sût quelque chose au-delà; car il avait dessein de le pousser à la Cour. On voyait tant de jeunes seigneurs, qui ne valaient pas Loys pour la naissance, monter à de grandes fortunes, surtout dans l'État de Naples, dont les comtes de Provence étaient alors souverains!

Il jeta les yeux autour de lui pour trouver un honnête clerc qui répondît à ses vues. Messire Gantelmi fixa son choix; mais ce respectable ecclésiastique ne voulait pas établir sa résidence au château, bien qu'il y dînât quelquefois et qu'il y couchât même, quand le temps était trop mauvais. Blaisine, dans la conversation que nous avons rapportée au commencement de notre histoire, avait un peu exagéré la répugnance du bon vieillard pour le séjour de Julhans.

Messire Gantelmi avait eu pour père un ancien *Baylé* * de Ceireste, homme vertueux, qui, après avoir long-temps rendu la justice, n'avait presque laissé pour héritage à ses enfans que les larmes sincères dont

* Bailli.

pauvres et riches honorèrent son cercueil. Son fils avait eu la cure de Ceireste. Très-éclairé, pour son temps, il aurait pu prétendre aux dignités de l'Église, car il était aimé dans la puissante abbaye de St-Victor-lès-Marseille, dont Ceireste et le bourg de la Sieutat dépendaient. Il préféra, dans la simplicité de son cœur, faire le bien aux lieux mêmes où s'étaient exercées les vertus de son père.

Relégué dans la poussière des campagnes, ce digne pasteur s'était montré constamment l'ami, le protecteur, la seconde providence de ses paroissiens. Modeste, comme les plus petits d'entre eux, pauvre, parce que son nécessaire même devenait le patrimoine des indigens, il répandait avec beaucoup de fruit la semence de l'Évangile. L'ivraie de la vanité personnelle ne se trouvait point mêlée, dans ses discours, avec le froment des paroles divines; et, sans rigidité comme sans emphase, il élevait les hommes au-dessus de l'empire du temps, et ne laissait à leurs âmes ni le désir des trompeuses promesses du monde, ni le regret de son bonheur fragile.

A sa voix, les bons cultivateurs venaient en foule aux pieds de ce Dieu qui compte nos larmes. Dociles aux leçons d'un père, ils subissaient tout, supportaient tout, oubliaient tout, et la pesanteur des subsides, et les vexations du fisc, et les ravages des élémens mêmes.

L'espoir toujours vivant de cette autre existence, de ce merveilleux séjour où toutes les larmes seront séchées, où les cœurs s'épanouiront dans les transports d'une joie continue, adoucissait pour eux toutes les amertumes de la vie présente, et faisait courber sous leurs pas religieux toutes les ronces de cette vallée de deuil et de misères.

Avec quelle satisfaction intérieure ne venaient-ils pas assister à ces mystères de miséricorde, à ce traité de protection et de paix que la prière publique renouvelle chaque jour entre la terre et le Ciel. Le bon pasteur se rendait le garant des promesses divines, moins encore par ses paroles, toujours pleines d'une onction puissante, que par les secours les plus actifs, par les soins les plus généreux, les plus empressés, les plus constans.

La peste, dans les premières années du siècle, avait porté ses ravages dans la contrée. On n'avait jamais vu des rives du Levant ce fléau cruel se jeter avec plus de fureur sur les côtes de la Provence. Messire Gantelmi, sans abandonner son troupeau, étendit les secours de son zèle aux malheureux que la contagion atteignait dans le bourg de la Sieutat. Accoutumé à suivre l'impulsion de la charité dans les demeures les plus hideuses et les plus délabrées, on le vit alors braver la maladie jusque dans ses foyers les plus infects, où, au milieu de la consternation et de la défaillance de tous, la mort seule se montrait infatigable.

Nature, amitié, ressources de l'art, tout se retrouvait dans le ministre de la religion; seul au milieu des gémissemens et des pleurs, sous l'influence lui-même de cet air empoisonné qui flétrissait tout, dévorait tout à ses yeux, il en affaiblissait, il en détournait le ravage autant que cela était en lui. Ceux qu'il ne pouvait arracher au trépas, il les consolait, il les portait confians et soumis jusque dans le sein de Dieu. Rien d'extérieur ne le soutenait, ni l'amour de la renommée, ni la gloire, ce mobile ordinaire des grandes actions. Toute sa force venait de son âme; le témoin de son dévouement était le Ciel; le Ciel aussi était sa récompense.

Tel avait apparu messire Gantelmi dans l'exercice de ses fonctions religieuses. Bien différent de ces pasteurs si fatalement enclins à contrister le pauvre pour qui existent déjà tant de sujets de tristesse, il voulait qu'on se réjouît honnêtement. Afin qu'on n'eût pas recours à des distractions dangereuses, non seulement il permettait la danse; mais, l'hiver, il commençait les vêpres une heure plus tôt; les bons paysans pouvaient ainsi danser une heure de plus. Après l'assiduité au temple, de la part de ses paroissiens, rien ne lui plaisait tant, disait-il avec naïveté, que d'entendre le son du tambourin, et de voir, à la nuit tombante, s'élever de son village des colonnes de fumée qui annonçaient le repos, l'aise du pauvre peuple et le bonheur des foyers domestiques.

Il ne se mêlait point des affaires de famille, à moins d'en être expressément requis par les parens eux-mêmes: alors il se montrait comme un ange conciliateur au milieu des esprits les plus divisés. Il coupait la voie aux procès naissans, et terminait à l'amiable des affaires souvent embrouillées, qui, en causant la ruine des parties, auraient de plus laissé dans les cœurs, ainsi qu'il arrive trop souvent, un héritage fatal de ressentiment et de haine.

Il n'y avait dans les environs de personnes distinguées, suivant le monde, que les seigneurs de Cuges, de Roquefort, de Julhans et de Fontblanque. Il ne se tenait pas écarté de leurs châteaux comme un frondeur sauvage ; il n'y était pas non plus assidu, comme tant de curés qui semblent n'être montés à leurs grandes et saintes fonctions que pour faire la cour au seigneur du lieu, et marquer par là plus ouvertement le mépris qu'ils font de leurs ouailles.

Mais s'il portait quelquefois ses pas dans la demeure des grands, c'était toujours à bonne intention. Lui arrivait-il de se tromper sur eux, on ne pouvait lui reprocher que les illusions de la vertu, et cette confiance d'une âme pure qui ne croit que fort tard aux vices qu'elle n'a point. Parlait-il quelquefois des affaires d'État, c'était pour mettre en avant le besoin de relever le peuple de l'oppression où il gémissait; voulant que la politique fût en harmonie avec la religion, et non pas que la religion se pliât aux volontés de la politique, ainsi que les Cours l'entendent. « Quand la religion, disait-il, protégera le peuple, son bouclier couvrira aussi les grands; mais quand on voudra ne lui donner à défendre que les intérêts de ceux-ci, elle ne sera plus dans l'Évangile, elle ne prendra plus sa force dans le Ciel, et ne deviendra qu'une vaine ostentation plus dangereuse qu'utile. »

Les travaux de la campagne, le perfectionnement à leur donner étaient, de tous les sujets de conversation, le plus agréable pour lui. Il savait là-dessus tout ce que les Romains ont écrit de plus vrai, et il se plaisait à recueillir l'expérience des cultivateurs de son temps. A voir l'attention et le respect qu'il montrait au milieu des anciens de la paroisse, lorsqu'ils devisaient ensemble des biens de campagne, on l'eût pris pour un philosophe de la Grèce antique puisant la plus profonde instruction dans les paroles précieuses des prêtres Égyptiens.

Ayant eu le bonheur de trouver dans un de ses neveux, avec beaucoup de zèle, une piété sincère et solide, il lui avait de bonne heure résigné sa cure, sans discontinuer pour cela ses œuvres de paix et de conciliation. Le loisir dont il jouissait, par suite de cet arrangement, lui avait permis d'entreprendre l'éducation de Loys.

Il s'était rappelé combien le grand mariage de Blanche l'intéressa autrefois. Cette élévation d'une simple bergère au rang de châtelaine, vint sourire d'autant plus à son cœur bienveillant, que Blanche annonçait alors des qualités estimables. Constamment, elle avait résisté à toutes les propositions d'amour dont le mariage n'était pas le but, et sa défense avait été de si bel exemple pour les filles de sa condition, que le bon messire Gantelmi applaudit beaucoup au résultat. Ce fut lui-même qui donna, plein d'une douce joie, la bénédiction aux deux époux. Il recommanda bien à la nouvelle épouse de prendre pour modèles les vertus de Ruth, et de ne pas oublier celles de Geneviève de Nanterre, qui, en gardant les troupeaux, avait su obtenir, pour le peuple de France, la protection du Ciel. Le même espoir d'un bien futur, qui l'avait rendu sensible à la brillante fortune de Blanche, émut son âme généreuse, lorsqu'on lui proposa d'élever Loys.

Il espéra que cet adolescent serait un jour moins outrageux envers le pauvre peuple, que tant de jeunes seigneurs, dont l'insultant orgueil provenait surtout d'ignorance. D'ailleurs, il pensait que, dans certaines familles, il convient de tenir les enfans à l'écart, à mesure qu'ils arrivent à l'âge de raison; de même qu'on les arrache au sein maternel, lorsqu'ils ne peuvent malheureusement y puiser qu'un lait corrompu. Il paraîtrait même qu'Ambard, devenant de jour en jour plus triste et plus sombre, aurait eu, parmi ses motifs de préférence pour messire Gantelmi, l'aversion même de ce digne prêtre pour un séjour qui, aux yeux de son possesseur, jadis livré aux dissipations tumultueuses, ne pouvait être désormais trop solitaire, trop désert.

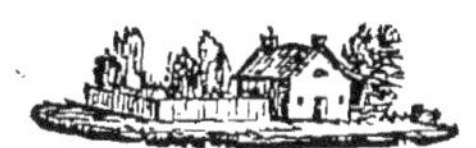

CHAPITRE VI.

Séparation de Loys et de Guillemette. — Éducation de Loys.

Il fallut donc séparer Guillemette et Loys. Ce fut un dimanche que se firent les adieux, au moment où messire Gantelmi allait reprendre le chemin de son village. Quoique Loys pût revenir avec lui les dimanches et les jours de fête, et qu'il eût même la faculté de précéder son instituteur dès la veille, ces courtes absences parurent aux deux amans devoir durer des siècles. Le jeune homme promit à sa belle amie de revenir le soir du samedi suivant.

Ce jour, avant que le soleil eût commencé à descendre derrière les monts, Guillemette avait déjà franchi les deux croupes de collines au-delà desquelles se découvre le sentier que Loys avait à suivre. L'air étant fort calme, elle aperçut au loin la fumée des toits de Ceireste, et, plus loin encore, au bord de la mer, en ce moment unie comme un bassin tranquille, celle qui s'élevait du bourg de la Sieutat. Elle songeait à ce bon messire Gantelmi, dont l'amitié lui était devenue encore plus chère, depuis que Loys était confié à ses soins.

Loys enfin parut, gravissant la montagne; et Guillemette goûta, pour la première fois, le plaisir qu'on trouve à revoir ce qu'on aime, après avoir senti, avec les peines réelles de l'absence, les maux imaginaires dont elle donne toujours l'appréhension fâcheuse.

La méthode que suivait messire

Gantelmi, dans son enseignement, différait de la routine où se traînait alors la foule des maîtres. Il ne mit point entre les mains de son élève le *Pater meus*, livret de grammaire en usage dans ce temps-là, et non moins stérile que tant d'autres dont on a depuis gratifié les écoles. Plus d'une occasion s'était déjà offerte de pressentir la portée et la tournure d'esprit du jeune homme; il employa les premiers jours à mieux asseoir les observations faites; il y conforma sa manière d'instruire. Son principal soin fut d'aller, par l'investigation la plus directe, de l'idiome provençal que Loys parlait, à la connaissance du latin, qu'il devait acquérir : c'était des bords d'un ruisseau un peu égaré dans les campagnes, remonter à la source première.

Prévoyant que tôt ou tard l'ancien domaine des Bérenguiers serait réuni à la couronne de France, et aurait le sort des autres contrées que l'intrigue, les mariages et les armes avaient successivement conquises, il apprit à son élève les élémens de la langue d'*oïl* *; mais ce fut avec une sorte de répugnance; étant loin de penser, qu'un jargon alors si aride, sans énergie et sans couleur, qu'une pâle expression de pensées plus pâles encore, serait un jour la langue la plus polie de l'univers, et l'une des plus fécondes en véritables chefs-d'œuvre de l'esprit et du goût.

Quand son élève put entendre l'harmonieux Virgile, il se fit un plaisir d'expliquer d'abord les Églogues,

* La langue française d'alors.

ensuite les Géorgiques, dans des lieux et des sites en rapport avec ceux que nous retrace et nous fait aimer le chantre divin de Mantoue. C'est, en effet, sur les bords poétiques de la Méditerranée qu'on peut lire, avec plus de charme et de fruit, Théocrite, Homère et Virgile. Là, sur un promontoire qui domine les champs immenses de la mer azurée, et dont la base est sans cesse battue des flots écumans; à l'ombre d'un pin qui projette dans les airs ses branches pittoresques; ou bien dans un frais vallon, paré de myrte et de laurier, au pied d'un rocher, que tapisse de verdure un lierre aux mille bras, et qui forme un asile paisible, d'où les flots lointains, avec leur horizon et les rivages qu'ils baignent, apparaissent comme dans un tableau magique dont les croupes latérales des collines forment le cadre; ou bien encore sur le sable du rivage, au bruit retentissant des galets que les vagues déplacent et roulent sans cesse, aux cris de l'alouette marine, à la vue des pêcheurs qui tirent leurs barques à terre; dans tous ces lieux, en un mot, comment ne lirait-on pas avec transport les plus beaux vers dont l'oreille des hommes ait été enchantée, ces vers qui furent inspirés par un horizon, par des flots, par des paysages et des aspects tout pareils?

Persuadé que le crime ne peut naître dans un esprit occupé de riantes images, messire Gantelmi ne négligeait pas les souvenirs de la mythologie grecque. C'étaient quelquefois les sœurs de Phaëton changées en peupliers, dont les feuilles toujours agitées par le vent paraissent gémir sans cesse; tantôt un mûrier noir semblait raconter encore la touchante aventure de Pyrame et de Thisbé; et le frais narcisse, mélancolique ornement des derniers jours d'automne, rappelait la fin malheureuse d'un jeune insensé, emblême et victime d'un amour-propre excessif.

Le bon instituteur ne manquait pas non plus d'appliquer sa méthode aux histoires et aux passages de la Bible qui en étaient susceptibles. Auprès d'un térébinthe, il aimait à lire l'histoire de Suzanne et des deux méchans vieillards, ou celle du jeune berger, vainqueur du Philistin superbe dans la vallée qui tirait son nom d'un arbre de cette espèce. La lecture de Job et des prophètes, il la réservait pour les sites les plus âpres et de l'aspect le plus sauvage; le récit de Joseph et de ses frères pour les collines verdoyantes où s'élevait quelque bergerie, et dont les troupeaux de la contrée paissaient l'herbe avec amour. A un chêne qui s'élevait dans un vallon solitaire, était attaché le souvenir du chêne de Mambré. Parmi les oliviers et les vignes en fleurs, au milieu des promesses du printemps, à l'aspect des moissons dorées, à la vue des vendangeuses qui ployaient sous le poids des corbeilles, on songeait à ces temps heureux où le peuple d'Israël vivait dans l'aisance et la liberté, sous le gouvernement paternel, sous la direction bienfaisante de ses Juges.

Considérant l'histoire comme une vaste lande, où quelques arbres remarquables se montrent à peine de loin à loin, il s'attachait à fixer d'abord l'attention de son élève sur les époques les plus importantes, sur les grandes calamités des peuples, ou les infortunes majeures des rois; dans cette vue, il préférait ce qu'on pouvait en apprendre par la conversation, comme plus propre à stimuler la curiosité naissante. C'était ainsi qu'il aimait souvent à faire raconter devant Loys, par des personnes de sa connaissance, et les excès funestes des factions d'Orléans et de Bourgogne, et les ravages des compagnies, et l'histoire du grand schisme, et la mort de l'infortuné Conradin, et les expéditions aventureuses d'outre-mer. L'esprit de son élève, attiré d'abord vers ces points culminans de l'histoire moderne, osait ensuite parcourir les intervalles plus ou moins considérables qu'ils laissent entre eux.

Pour les récits des événemens contemporains, il trouvait quelques ressources au bourg de la Sieutat, où se rassemblait une population nouvelle d'hommes, qui, pour la plupart, avaient voyagé et passé par les épreuves diverses de la fortune. Anthénon de....., avec qui Loys fit connaissance dans ce bourg, ne s'était pas éloigné beaucoup des murs où il avait pris naissance; mais, dans sa famille, étaient religieusement conservées plusieurs traditions de la brillante Cour des derniers Bérenguiers.

« Ne pourriez-vous pas, disait quelquefois Loys à Anthénon, qui était jeune encore, prendre du service auprès de nos souverains actuels? — Non, répondait son ami, je croirais, en le faisant, outrager la mémoire de mes ancêtres. L'habitude qu'ils avaient prise de vivre sous le gouvernement paternel de la maison de Barcelone ne leur permit point de se ranger parmi les courtisans de Charles d'Anjou, qui vint dans le pays avec des prétentions hautaines et des manières despectueuses. Ils se retirèrent du grand monde, et leur sort n'en devint pas plus mauvais. Quelques débris de leur fortune, échappés à la voracité des suivans de Charles, servirent à l'acquisition de terres dans la vallée de la Cadière, et au voisinage de l'ancienne Tauroïs, sur le bord de la mer. Là, depuis long-temps notre famille sait jouir d'une honnête aisance. Quand les partages, les dots, les légitimes menacent d'excéder les économies que les bonnes récoltes ont permis d'amasser, la mer nous ouvre les trésors du commerce, et l'avoir de la famille se maintient, sans qu'il nous en coûte de bassesse, sans que l'honneur de nos femmes et de nos filles en souffre, sans que des confiscations sollicitées souillent nos coffres, et soient employées, comme pour tant d'autres maisons, à rehausser un éclat qui nous touche assez peu maintenant.

» Ici, dans ce coin du monde, au sein d'un aimable loisir, rien ne se présente à nous qui puisse inspirer le ressentiment des injustices passées ou le vain regret d'un temps qui n'est plus. Nos souvenirs sont exempts d'amertume, comme nos cœurs d'ambition. Nous vivons pour nous et pour nos amis; nous jouissons de la vie comme d'un trésor qui nous appartient, non comme d'une faculté précaire, mise imprudemment à la disposition d'autrui. Quelques-uns ont donné aux rudes exercices de la chasse le temps que ne réclamaient point les affaires, les devoirs de famille, les liens de voisinage et d'amitié; d'autres ont passé, auprès des Muses, dans un commerce sans prétention, des heures qu'ils auraient perdues moins innocemment auprès des grands, toujours avides de caquets et de médisances, toujours désireux de scandales, comme s'ils craignaient d'être surpassés en vertu par ceux qu'ils surpassent en fortune.

» Quelques poésies des anciens troubadours, transmises de père en fils avec le souvenir des Bérenguiers; un exemplaire de Virgile, qu'un de mes aïeux avait fait copier; des fragmens du Dante et de Pétrarque, voilà nos richesses littéraires, et le doux amusement de nos heures inoccupées. Laissant Boccace entre les mains des gentilshommes aventureux qui vont en Italie chercher des occasions de fortune et des exemples de mauvaises mœurs, nous n'aimons, parmi les productions de l'esprit, que celles où l'âme s'élève et retrouve sa sérénité dans les hautes régions de la pensée. »

Ainsi le jeune Loys, dans la conversation d'Anthénon, apprenait en même temps à distinguer, à aimer les convenances de l'esprit et celles de l'âme, complément et perfection des premières.

Messire Gantelmi menait aussi parfois son élève dans la boutique d'un marchand de boussoles, astrolabes et cartes marines. Là, se rendaient quelques prud'hommes et notables habitans, dont l'amitié était resserrée par les nœuds d'une douce égalité. Commerçans ou navigateurs, ces hommes estimables avaient toujours quelque profitable instruction à faire jaillir de leurs paroles. L'esprit de l'honnête marchand était comme le foyer où venaient se réunir les connaissances éparses de tous; de ce foyer se réfléchissant ensuite sur les interlocuteurs, elles mettaient en lumière d'anciens ressouvenirs ainsi que des notions nouvelles. Digne d'être admis dans les réunions les plus savantes de son temps, il profitait de la présence de Loys, pour redemander à chacun le tribut des documens acquis sur les mœurs et les coutumes des régions étrangères, sur les routes et les usages du commerce maritime, sur les productions diverses des contrées que la navigation explorait alors.

Loys aimait singulièrement cette réunion utile, et le bon messire Gantelmi, qui partageait le goût de son élève, quittait souvent Ceireste pour visiter Anthénon et le marchand de boussoles.

Ce n'était pas seulement dans les lieux et les paysages divers que l'habile instituteur cherchait un rapport plus ou moins vague, mais toujours fructueux, avec les leçons qu'il avait à donner. Les états variés du Ciel, les différentes conjonctures des saisons étaient encore des motifs pour développer telle partie des événemens passés, pour retracer telle époque de l'histoire plutôt que telle autre.

Au coin du feu, ou dans la boutique du marchand, on parlait de tout, et principalement de géographie, de connaissances pratiques et positives, de voyages et d'aventures.

Dans les beaux jours de l'hiver, alors que le Ciel de nos contrées avait toute sa sérénité, toute sa transparence, surtout quand les amandiers en fleurs semblaient revêtir la terre d'une robe virginale, et que ces prémices de la saison nouvelle formaient une douce harmonie soit avec le calme des airs, soit avec le bleu tendre de la voûte céleste, Anthénon et quelquefois le bon prêtre lui-même faisaient revivre le souvenir des Bérenguiers et des anciens troubadours.

Béatrix de Savoie, Stéphanie, femme de Raymond des Baux, la dame de Romanil recevaient leur part d'hommages pour la protection qu'elles avaient accordée aux chantres primitifs d'un amour honnête et vertueux. On récitait des vers de Guilhem d'Agoult, qui a écrit de l'ancienne manière d'aimer, à dessein de faire naître dans les cœurs la sincérité, la candeur naïve des premiers siècles; on lisait le *catalogue des dames illustres du temps*, que Guilhem d'Adhémar avait dressé pour inviter leurs contemporaines à suivre la même voie; le *Recueil des familles des nobles vertueux et des nobles vicieux de Provence*, dû à Boniface de Castellane, était cité quelquefois; et l'*Art de bien faire la guerre*, par Blacas, excitait la valeur de Loys, qui sentait, au reste, le besoin de perdre dans le tumulte des armes, non le souvenir de sa Guillemette qu'il aimait toujours plus tendrement, mais je ne sais quel sentiment indéfinissable de peine qui le saisissait à la vue de Blanche, sa marâtre, et même d'Ambard, son père.

On n'oubliait pas l'éloge de ce bon Romée de Villeneuve, ministre de Raymond Bérenguier IV, qui donna quatre rois pour gendres à son maître, établit un ordre admirable dans les finances, et mérita, par ses vertus, l'animadversion des barons.

Au temps où les oiseaux se réjouissent et charment les échos de leurs concerts d'amour, quand les jeunes filles vont cueillir les fleurettes dans les prés, et que les boutons de rose appellent les doigts délicats des amans, à cette époque où l'année n'est déjà plus en son enfance, on quittait les ébauches quelquefois un peu grossières de la poésie provençale pour les poëmes de Virgile et pour les vers de Pétrarque, le plus poli des poètes après le cygne de Mantoue. La jeunesse immortelle de ces productions ingénieuses mêlait de nouveaux charmes à ceux de la jeunesse brillante, mais si tôt évanouie de l'année.

Dans les jours froids et sombres, quand la nature entière s'enveloppait de tristesse, quand les cris monotones des grives retentissaient comme des plaintes douloureuses dans les bocages solitaires, messire Gantelmi et son élève s'enfonçaient dans quelque vallon aride, et, s'arrêtant sous un pin que le vent du nord faisait gémir, ils remémoraient des passages de l'histoire de France, remontant quelquefois aux siècles ténébreux des rois à longue chevelure, à ces temps d'affreuse et sanglante mémoire que même de grands crimes ne rendent pas toujours intéressans, mais qu'il faut connaître néanmoins, parce que le berceau de nos destinées s'y trouve.

Un jour Loys lisait comme quoi le jeune Clovis, ayant tenu des discours imprudens sur la reine Frédégonde, sa belle-mère, celle-ci s'en plaignit au roi Chilpéric, qui le fit désarmer et couvrir de haillons : l'implacable princesse, à qui il fut amené dans cet état, le livra à des assassins, et publiant qu'il s'était tué lui-même, elle eut soin qu'on l'enterrât sous la gouttière d'une chapelle : craignant ensuite, cette odieuse marâtre, que le corps du malheureux prince ne fût découvert et qu'on ne lui fît des obsèques honorables, elle n'eut pas de repos qu'on ne l'eût déterré et jeté dans la Marne; enfin le cadavre s'arrêta dans les filets d'un pêcheur qui reconnaissant l'infortuné jeune homme à sa longue chevelure, le porta sur ses épaules et l'inhuma sur le bord de la rivière, d'où Gontran, successeur de Chilpéric, le fit transporter dans la basilique de Saint-Paul*.

Loys fut beaucoup ému de cette lecture; le livret lui tomba des mains; il éprouva l'isolement de tristesse le plus absolu; et ses yeux, où le bon messire Gantelmi put lire l'expression de la plus profonde mélancolie, se fixèrent sur des herbes sèches que les vents balançaient et dont le mouvement continuel était en contraste avec l'immobilité de ses mornes regards. Un rouge-gorge vint se percher

---

* Aujourd'hui Saint-Germain-des-Prés.

devant lui, à peu de distance, sur la branche d'un lentisque; mais ce rossignol d'automne, dont Loys, en d'autres momens, eût tant aimé à suivre les cadences mélodieuses, ne pouvait le tirer maintenant de ses lugubres rêveries : il fallut que le sage instituteur se levât et se mît à parler des Grecs et des Romains dont l'histoire intéressait toujours son élève.

En passant auprès d'un champ d'oliviers, où des jeunes hommes, qui, armés de gaules, abattaient le fruit mûr, répondaient en même temps aux chansons des oliveuses qui le ramassaient, messire Gantelmi rappela le souvenir de ces bons Joniens, fondateurs de Marseille, qui donnèrent à la Provence un arbre non moins précieux que ce végétal opulent aux branches duquel l'ingénieuse antiquité se plut à suspendre des pommes d'or, dans le jardin des Hespérides. Des Ioniens, par une de ces transitions heureuses qui égarent à propos les mortels et contribuent à tromper leurs douleurs, il passa aux Gaulois *Commoni*, premiers habitans connus de la contrée, et il se fit suivre par son élève dans ces romans historiques, dans ces conjectures hasardées, mais qui entraînent si doucement les hommes en qui se trouve, avec l'amour du sol natal, le désir de remonter aux origines de la population dont ils font partie.

CHAPITRE VII.

L'affreux mystère s'éclaircit un peu. — Loys est exilé de la maison paternelle.

Depuis ce jour le sage instituteur s'attacha davantage à ne laisser entrer que des images riantes dans l'esprit de Loys. Mais les voyages fréquens au château, loin de dissiper les impressions de tristesse qu'on remarquait dans ce jeune homme, ne servaient, au contraire, qu'à les entretenir. La joie qu'il éprouvait à revoir l'objet de ses constantes affections n'était pas moins suivie d'amertume que si elle eût été criminelle; Guillemette ne manquant jamais de lui communiquer les observations fâcheuses qu'elle avait eu occasion de faire.

La première, elle avait découvert dans la dame Blanche une secrète aversion pour Loys, et cette aversion paraissait croître avec l'âge d'Hélion. Cependant les deux jeunes gens faisaient toujours beaucoup de caresses à cet enfant, qui atteignait alors sa troisième année, le regardant de bon cœur comme un frère commun, et comme un lien de plus dont leur amitié était resserrée. Au déplaisir que les sentimens, chaque jour moins déguisés de Blanche, causaient à la sensible Guillemette, se joignait une curiosité malheureuse et toujours plus excitée, dont les événemens qui avaient eu lieu dans sa première enfance étaient l'objet.

Or, il arriva qu'une fois, après son dîner, s'étant enfoncée dans un bocage de chênes verts, auprès des vignes, pour lire, avec plus de recueillement, un exemplaire de l'*Imitation de notre Seigneur*, peu connue alors, et que messire Gantelmi avait traduite en langue provençale, des paysannes qui liaient des sarmens de vigne en bottes, s'avancèrent travaillant et devisant vers les lieux où Guillemette, absorbée dans la lecture du pieux livret, goûtait ce charme que les cœurs, dont l'amour est tendre et sincère, ne manquent pas de trouver dans tout ce qui tient et mène à la vertu.

Ces femmes parlaient des maîtres du château; et, croyant n'être pas entendues, elles donnaient pleine carrière à leur rustique babil. La plus âgée contait d'horribles choses, qui éclaircissaient en partie les mystères jusqu'alors à peine entrevus par Guillemette. La pauvre fille de Roncelin de Fontblanque prêtait une oreille douloureusement attentive à des récits qui regardaient les auteurs de ses jours. Mais il était impossible qu'elle pût tout entendre bien distinctement; aussi les efforts d'attention qu'elle faisait, l'émotion extraordinaire dont elle était saisie, l'effroi qui glaçait tous ses membres la firent tomber en défaillance. Au bruit qui sortit alors du bocage, les travailleuses tournèrent la tête et aperçurent au travers de la ramée la cotte blanche de leur jeune maîtresse.

Celle qui avait fait le récit fatal était d'avis qu'on s'éloignât; mais les autres, plus humaines, s'approchèrent, appelèrent Guillemette par son nom, et voyant qu'elle ne répondait point, elles entrèrent dans le bocage pour la secourir. Quand l'infortunée eut repris l'usage de ses sens, les paysannes se mirent à pleurer en songeant à toutes les choses qui s'étaient dites; elles tombèrent à genoux et conjurèrent humblement Guillemette, Guillemette toujours bonne à leur égard, de leur pardonner et de ne rien découvrir à sa mère. La fille de Blanche, plus morte que vive, promit ce qu'on voulut; mais de ce jour, les ressentimens de tristesse qu'elle n'avait eus jusqu'alors qu'à des intervalles plus ou moins longs devinrent presque habituels, et l'air de mélancolie qui se peignait sur son visage ne fut à l'avenir légèrement égayé qu'au premier abord de Loys, revenant tous les samedis de Ceireste.

Ainsi, dans l'âge des douces pensées, quand l'univers entier sourit aux illusions naissantes du cœur, et que la vie paraît aussi agréable à commencer qu'elle devient par la suite pénible à finir, Guillemette montrait déjà cet ennui, cette difficulté d'exister que ne devraient point connaître ceux que le ciel n'a pas encore accablés de longs jours. La guerre sourde que Blanche avait déclarée à Loys ne l'attristait pas moins que tout le reste. Par des attaques indirectes, mais réitérées autant de fois que s'en présentait l'occasion, la mère d'Hélion cherchait à susciter, dans l'esprit d'Ambard, d'injustes préventions contre le fils de Mabile; et ces attaques étaient d'autant plus dangereuses qu'on en reconnaissait l'intention plus qu'il n'était facile d'en combattre le fait.

C'est ainsi que s'exerce d'ordinaire la méchanceté des faibles; c'est surtout ainsi que les mauvaises femmes désolent leurs époux, leurs enfans, tout ce qui les entoure, et, semblables aux larves immondes de l'antiquité, se plaisent à souiller d'horreurs invisibles la demeure des mortels. Étrange destinée du genre humain, dont la portion qui paraît d'abord promettre le plus d'embellir l'existence d'autrui, peut devenir, par le progrès des ans, par les passions déjouées et les espérances déçues, l'objet le plus fatal parmi les êtres doués de raison!

Cependant le fils de Blanche fut en proie à l'une de ces maladies opiniâtres qui attaquent les enfans, pour ne laisser franchir, si l'on peut dire, le seuil de la vie, qu'à ceux qui ont reçu assez de force pour arriver à l'âge d'homme. Blanche était désolée; toutes les recettes de bonnes femmes étaient épuisées; l'ermite du canton, le barbier du village voisin étaient au bout de leur savoir; on manda un physicien (médecin) juif, établi au bourg de la Sieutat, et qui jouissait dans la contrée de quelque réputation.

Samuel vint et ordonna des remèdes qui n'eurent pas plus d'effet que les précédens. La mère d'Hélion lui dit un jour : « Eh! ne voyez-vous pas qu'on a jeté un sort malin sur mon pauvre fils ? — Cela se peut, répondit Samuel, charmé que la crédulité de Blanche ouvrît ainsi une voie d'excuse à l'impuissance de l'art. — Ne pourriez-vous pas, poursuivit Blanche, détruire le charme? — Sans doute, si l'on connaissait la personne qui l'a opéré. — Je la connais, moi, répliqua Blanche; quel autre en effet que Loys?.... — Loys, dit l'Hébreu, vous croyez donc que Loys, un jeune homme si doux....? — Ne vous fiez pas à cet air de douceur; il me hait secrètement, il déteste mon fils. — Je ne puis le penser, poursuivit le médecin. — Ne croyez-vous pas aux songes? dit alors Blanche. — On ne doit pas toujours mépriser les avis qu'ils donnent, reprit Samuel. — Eh bien, c'est un songe qui m'a fait voir l'auteur du mal que souffre mon enfant. — En avez-vous parlé à votre époux? — Il ne veut pas me croire. — Nous verrons. — Comment nous verrons! osez-vous retarder ainsi la délivrance de mon fils! — Il faut que j'aie recours à tout ce qu'il y a de plus difficile;

de plus mystérieux dans mon art. J'ai besoin de parfums rares et fort chers ; ce qu'un mauvais génie a fait, un bon doit le détruire, et l'évocation de ce bon génie n'est pas l'affaire d'un moment. Mais, rassurez-vous, dame Blanche, si la maladie de votre enfant est bien la suite d'un charme, elle sera emportée par un charme contraire. — Prenez garde, du moins, qu'il ne soit enfin trop tard ; Samuel, vous me répondez de mon fils. — Je vais consulter mon art et faire tous mes efforts.... — Comptez sur la générosité d'une mère. »

L'espèce d'intérêt que Samuel avait montré d'abord en faveur de Loys n'était pas pour aucun bien qu'il lui voulût ; ce juif désirait seulement gagner du temps, pour se décider ensuite le plus adroitement qu'il pourrait, suivant la crise de la maladie. Guillemette cependant, instruite de ce qui se passait, dépêcha un petit pâtre à Ceireste, pour prévenir Messire Gantelmi, de préférence à Loys, redoutant les transports funestes auxquels le ressentiment de celui-ci pourrait aller.

Le sage instituteur prit aussitôt son bâton, et s'achemina vers le bourg de la Sieutat. Il ne voulut point aborder Samuel, dans la pensée que la dignité de son caractère pourrait être compromise par une démarche auprès d'un ennemi de notre foi; mais il s'adressa au marchand de boussoles et à Anthénon de........ qui lui promirent de voir au plus tôt l'adroit médecin.

Dès le même jour, en effet, ils eurent un entretien avec l'enfant d'Israël. Celui-ci, qui avait ses vues, soutenait la possibilité d'un charme; soit qu'il vînt de Loys ou de toute autre personne. Anthénon et l'honnête marchand épuisèrent, pour combattre son opinion, toutes les raisons que le bon sens pouvait offrir; mais rien n'est plus obstiné qu'une opinion factice, et la mauvaise foi de l'esprit n'est pas moins indomtable que le fanatisme.

Anthénon, vif, impétueux, disait à Samuel : « Maudit Hébreu, ne te souvient-il pas de tout ce qu'on a fait à tes pareils dans le royaume de France et dans notre comté de Provence? Et certes, ils avaient mérité pire, s'ils te ressemblaient. J'ai des amis puissans à Aix; si tu persistes à vouloir perdre ce jeune Loys de Julhans, je te ferai arrêter, et tu seras brûlé en place publique. Prends garde, maudit Hébreu, de me pousser à bout. Inventeur d'abominations qui ne sauraient exister, tu expieras par le feu les maléfices que tu supposes pour te donner la gloire de les vaincre : que dis-je, la gloire? c'est pour quelques misérables deniers que tu ne crains pas d'exposer le repos, l'existence entière d'un jeune homme si accompli! »

Le marchand, non moins indigné qu'Anthénon, mais se possédant mieux, s'était armé contre l'Israélite du fouet sanglant de l'ironie et du sarcasme : oubliant vis-à-vis d'un juif l'espèce de dépendance où la morgue et les prétentions des docteurs tiennent pour l'ordinaire les gens de toute profession qu'ils croient subalterne, il prenait avec franchise et liberté la défense d'un malheureux sur le point d'être opprimé au nom d'une science vaine et chimérique. Son noble projet réussit ; et Samuel promit enfin de déclarer à la dame Blanche que rien dans son art ne démontrait clairement que Loys eût jeté un sort sur Hélion, son frère.

Mais, hélas! il n'était plus temps. A peine le fils de Mabile avait vu partir son instituteur pour le bourg de la Sieutat, que, profitant de cette absence, il s'était mis, de son côté, en route pour le château paternel. Depuis que son esprit éprouvait plus d'agitation qu'à l'ordinaire, il désirait davantage l'entretien de Guillemette, auprès de qui, néanmoins, au lieu de consolations, il ne puisait le plus souvent que des motifs nouveaux d'inquiétude et de terreur. Mais les amans sont ainsi faits : il faut qu'ils s'abreuvent de toutes les douleurs de l'objet aimé, et qu'ils lui fassent partager toutes celles qu'ils ressentent eux-mêmes.

Loys arriva au château bien avant l'heure de midi. On était depuis quelque temps à table ; car c'était encore la coutume, en ce temps-là, de dîner entre dix et onze heures. Quand la pauvre Guillemette vit entrer Loys, elle fut tout émue de frayeur, et fit un signe qui troubla son amant, mais que celui-ci ne put comprendre. Il continua d'avancer, lorsque la dame Blanche, qui tenait dans ses bras Hélion tout souffrant et décharné, se levant d'un air furieux, apostropha le jeune homme en ces mots : « Malheureux, tu viens donc accomplir ton œuvre détestable ! N'es-tu pas satisfait encore de l'état où tu as mis cet enfant? Tu veux donc lui porter le coup, le dernier coup de la mort? » Loys ne comprenait pas ce qu'on voulait lui dire; mais il faisait de grands efforts pour se contenir en présence de son père et de Guillemette, qui semblait, par ses regards, lui commander de ne pas répondre.

Cependant la rage de Blanche allait croissant. Ambard regardait son fils avec anxiété. « Reprends, dit la mère d'Hélion, reprends le sort que tu as jeté sur cet innocent. —Moi! un sort! Je ne sais ce que vous dites. »

Guillemette ne perdait pas un seul mouvement de Loys, et lisait dans ses yeux tout ce qui se passait dans son cœur. Témoin d'une agitation extrême, instruite de tout ce qui pouvait enflammer la colère de Loys, elle craignait une explosion inévitable, et ne savait comment la prévenir.

« Monstre, poursuivit Blanche; que veux-tu faire de mon fils?

» Monstre toi-même! reprit Loys d'une voix foudroyante; dis-moi auparavant ce que tu as fait de..... »

Guillemette s'était précipitée aux pieds de l'adolescent : « Grâce, grâce pour ma mère, » lui dit-elle.

A cette voix chérie, Loys se tut. Cependant Ambard, furieux de l'outrage qui venait d'être fait à son épouse : « Retire-toi, dit-il à son fils, retire-toi; fuis ma présence, et garde-toi de remettre jamais le pied céans. — Oui, je fuirai, je dois fuir cet odieux séjour, » dit Loys; et il se retournait vers la porte pour sortir, quand ses yeux rencontrèrent ceux de Guillemette. Alors des larmes succédèrent aux transports violens qu'il n'avait pu réprimer; et, devenu étranger à toute autre douleur qu'à celles de l'amour, il reprit le chemin de Ceireste.

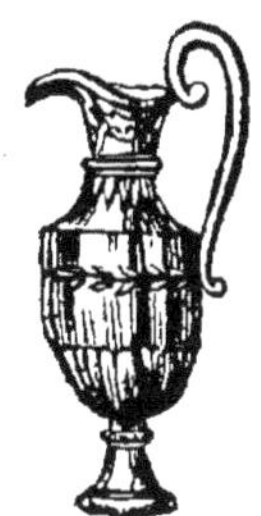

CHAPITRE VIII.

Le Rendez-vous manqué.

Le bon ecclésiastique fut grandement affligé lorsqu'il apprit par son élève cette scène cruelle. Il regretta d'avoir laissé le malheureux jeune homme dans l'ignorance de ce qui se passait, et de ne pas l'avoir emmené avec lui au bourg de la Sieutat. Mais la visite malencontreuse de Loys à Guillemette avait été un de ces événemens qui déjouent les calculs de la prudence, et qu'on ne peut reprocher à personne. « Je me flatte d'apaiser votre père, dit messire Gantelmi, et la demeure de vos aïeux ne vous sera pas long-temps interdite.

— Je n'y retournerai plus, répliqua Loys avec une colère concentrée. » Le moment d'après, il soupira et dit : « O Guillemette ! infortunée Guillemette ! — Oh ! vous y retournerez, ajouta l'instituteur; vous conserverez le désir de voir le digne objet de votre affection ; d'ailleurs, un père est toujours père. — Il le serait pour moi, si je n'étais le fils de Mabile qu'il a… — Arrêtez ! s'écria messire Gantelmi, arrêtez..... votre ressentiment vous égare. Je vous jure que votre père vous reverra volontiers. — Si Hélion ne meurt pas, c'est possible. Mais quand même l'auteur de mes jours me rappellerait, voudrais-je vivre encore avec cette exécrable aventurière ! — La mère de Guillemette !… O mon fils, modérez vos transports ! Si vous avez pour moi cet attachement que plus d'une fois vous m'avez témoigné, rappelez-vous ces leçons de prudence que je me suis fait un devoir de vous donner. Attendez avec courage un meilleur temps. — Il n'en viendra pas pour Loys. Ma jeunesse douloureuse sera suivie d'années plus douloureuses encore. Quel bonheur peut se promettre le fils de....... ! d'Ambard ! le beau-fils de Blanche ! O Guillemette, il faut que je renonce à toi pour toujours... Pour toujours ! que cette idée est cruelle ! »

Des larmes abondantes s'échappèrent alors de ses yeux. Il se jeta au cou de messire Gantelmi, et, dans les étreintes les plus affectueuses : « Et vous aussi, mon vénérable ami, lui dit-il ; vous, mon second et mon meilleur père, il faudra que je vous quitte ! Comment voulez-vous que je reste si près du lieu fatal où respire Blanche que je dois abhorrer, et Guillemette qui ne me sera jamais rien. Je veux m'éloigner, je veux porter ma douleur en des contrées qui n'auront point de souvenirs pour moi; car maintenant tout ce qui me rappelle des souvenirs me déchire; tout, dans le passé, n'est qu'amertume pour mon cœur. »

Messire Gantelmi, voyant que Loys s'attendrissait, et que ses larmes, quelque temps suspendues par l'excès de la souffrance, coulaient enfin, avait conçu l'espoir de le calmer, de le retenir auprès de lui. Pour le distraire, il le mena le lendemain au bourg de la Sieutat; mais ce voyage eut un effet auquel le bon prêtre ne s'attendait point.

Il y avait dans le port une grosse

barque, prête à mettre à la voile pour Naples, et seulement retenue par le vent contraire. Loÿs apprit que le maître était connu d'Anthénon. Il pria instamment ce dernier de lui moyenner son passage en Italie. Anthénon, voyant un jeune homme qui cherchait, comme tant d'autres, en des périls lointains une distraction à des douleurs présentes, hésita; mais les sollicitations de Loys devinrent si vives, qu'il fallut enfin lui promettre ce qu'il désirait.

Messire Gantelmi, après avoir résisté comme Anthénon, comme lui aussi fut obligé de se rendre; à cette condition pourtant qu'Ambard consentirait au voyage : et ce consentement nécessaire, l'époux aveuglé de Blanche ne le refusa point; il confia même une escarcelle bien garnie à messire Gantelmi pour la remettre au fils de Mabile.

Quand tout fut prêt pour le départ, Loys ne put supporter l'idée de s'éloigner sans dire adieu à Guillemette. Il la fit donc prier de se rendre, au coucher du soleil, sur les ruines de l'ancien château; et il se mit de bonne heure en chemin pour ne pas se faire attendre.

Que de réflexions tristes vinrent l'assaillir, à mesure qu'il repassait en des lieux contemplés par lui tant de fois avec des yeux contens et sereins, en des lieux, témoins solitaires des épanchemens de son âme, alors que, plein de joie, ému de tendresse, il se rendait avec empressement à la demeure de l'objet aimé! En ce temps heureux, comme ils étaient beaux les déserts les plus arides! Son amour embellissait les vallons les plus sauvages, les plus agrestes collines où son cœur portait l'image adorée ; les rochers les plus bruts et les plus sombres lui souriaient, comme si la plus douce verdure, les plus brillantes fleurs les eussent revêtus! Alors l'aimable sourire de Guillemette, ce sourire qu'il était impossible d'oublier, tous les objets de la nature semblaient le réfléchir à ses yeux; et maintenant tout est morne et mélancolique dans les lieux qu'il traverse; tout y est plus sauvage encore que la nature ne l'a fait; ces vallons et ces montagnes, les plus déserts de la contrée, ont repris leurs naturelles horreurs, et sont en harmonie avec les angoisses d'un amant au désespoir.

Loys devança Guillemette au rendez-vous indiqué. Le soleil descendait à l'horizon, et l'ombre des montagnes se projetait fort au loin dans la vallée où domine le château moderne. A la vue des antiques possessions de ses pères, ce n'était pas seulement à son amie que songeait l'infortuné jeune homme; le souvenir de Mabile, dont les derniers momens paraissaient avoir été si cruels, navrait aussi son âme.

Il se rappelait ces premiers jours de l'enfance, qui manquent rarement d'interposer leur douce image au milieu des maux sans nombre, partage ordinaire des âges qui suivent; il voyait sa mère le couvrant de baisers, et se faisant une fête de le montrer aux seigneurs du voisinage, qui avaient des petites filles dont il pouvait un jour devenir l'époux; alors, par une transition insensible, le souvenir des premières années de Guillemette se mêlant à celui des derniers jours de Mabile, et à l'image sinistre de Blanche triomphante, il sentait naître en son cœur un trouble, un accablement affreux, dont la venue de sa douce amie pouvait seule le délivrer.

Cependant le disque du soleil était prêt à disparaître entièrement au sein des flots, qu'il ne dorait presque plus de ses rayons; une nuance fugitive de pourpre, toujours plus violette et plus sombre, à peine revêtait encore le pic de *Bartagne* et la chaîne lointaine et escarpée de Sainte-Victoire. Les vents retenaient leurs haleines; la fraîcheur descendait du ciel avec le calme; et Guillemette ne paraissait point. Du roc élevé où il était assis, les yeux de Loys auraient pu suivre aisément les pas de la jeune personne depuis le château jusqu'au lieu du rendez-vous; mais c'était en vain que son regard inquiet se portait à la fois sur toutes les avenues.

Les malheureux craignent toujours que les maux dont ils sont frappés ne soient pas les derniers. Loys, voyant le jour s'éteindre, sans que l'objet de son attente arrivât, crut qu'il en était oublié; il osa même penser que Blanche avait transmis à Guillemette sa haine pour lui; car les esprits une fois éveillés à la crainte, ne s'arrêtent guère dans les suppositions qui les tourmentent le plus, et le pire des maux qu'ils puissent imaginer est toujours celui qu'ils regardent comme devant être leur partage.

Sa poitrine s'oppressait, et les glaces du désespoir, plus encore que la fraîcheur des ombres naissantes, pénétraient ses membres : « C'en est fait, se disait-il, Guillemette m'oublie, elle me hait sans doute..... j'ai outragé sa mère... La fille de Blanche pouvait-elle aimer long-temps le fils infortuné de Mabile? Autrefois néanmoins.....Oui autrefois; mais alors nous étions encore enfans. L'âge est venu ; la fille de Blanche ne peut plus aimer le fils infortuné de Mabile. Partons; aussi bien, que lui dirais-je maintenant, si elle arrivait? je ne pourrais que lui faire des reproches. »

Il se levait pour partir, lorsqu'en tournant une dernière fois ses regards vers le château, il crut apercevoir une jeune fille qui s'en éloignait précipitamment. Bientôt il ne douta plus que ce fût Guillemette; car une autre fille, qui venait derrière elle, l'appelait par son nom. Hélas! le malheureux Loys ne fut pas plutôt certain que sa jeune amie accourait au rendez-vous, qu'une autre certitude, mais cruelle, accablante, fit évanouir cet éclair de joie. Clairette courait après sa jeune maîtresse pour la faire rentrer au château, et lui signifiait de loin la volonté de Blanche. Il fallut obéir; il fallut retourner incontinent sur ses pas.

Loys alors resta comme anéanti; sa douleur toutefois, après quelques réflexions, devint un peu moins amère; maintenant il pouvait croire que la fille de Blanche n'avait point failli en fidélité.

Cependant les ombres étaient tout à fait descendues sur la terre; les étoiles scintillaient au firmament : Loys songea combien messire Gantelmi serait inquiet d'une absence plus longue, et, se levant du quartier de roche où il séyait, il se mit à descendre vers la vallée de Roquefort, d'où, en longeant un coteau, il devait prendre un sentier qui mène à Ceireste, au travers d'un pays aride, sans arbre, et même sans herbe.

A la faveur de l'étoile du berger, qui brillait, au couchant, de tout son éclat, le fils de Mabile cherchait à reconnaître des fleurs jaunes de genêts odorans, dont il savait que le commencement du sentier était bordé, lorsqu'il entendit marcher quelqu'un dans le sentier même. C'était un homme tout enveloppé d'une cape brune, et qui appela par son nom l'amant de Guillemette. « Que me veux-tu, dit celui-ci? — Prends, et continue ta route, répondit l'inconnu qui tenait quelque chose de blanc à la main. » Loys hésitait. « Ne crains rien, dit l'homme encapuchonné, certes, ce n'est pas à toi que je veux de mal. » Loys n'avait aucune arme pour se défendre en cas de besoin ; mais cette voix ne lui paraissant pas hostile, il s'avança. L'inconnu lui remit alors un pli cacheté, et, se retournant aussitôt, il disparut.

Le fils de Mabile aurait bien voulu que l'étoile du berger répandît assez de lumière pour lui permettre de lire le papier qu'il venait de recevoir. Son impatiente curiosité accéléra sa marche ; il n'était pas néanmoins exempt de trouble, ne sachant pas ce qu'on voulait lui apprendre d'une manière si extraordinaire, et par un tel messager.

CHAPITRE IX.

Départ de Loys pour Naples.

Arrivé chez messire Gantelmi, il trouva ce bon instituteur dans l'inquiétude; jamais Loys n'était rentré si tard au logis. L'amant de Guillemette eût volontiers, dès son arrivée, satisfait sa curiosité, de moment en moment accrue; mais cela ne se pouvait point. Il se contenta de regarder furtivement la suscription : ses nom et qualité y étaient bien spécifiés; c'était en outre la première lettre ayant son adresse; qu'on juge de son impatience!

Pour la porter à l'extrême, messire Gantelmi le força de se mettre à table: vainement il protesta qu'il n'avait point d'appétit. Tout en mangeant, le vertueux ecclésiastique lui témoignait à quel point ce brusque départ, et dans un âge encore si tendre, lui causait d'alarmes; il mêlait à l'expression de ses craintes, les plus sages conseils sur la manière de se conduire dans le monde, et surtout en pays étranger; il parlait d'un prêtre napolitain qu'il avait connu dans la ville d'Aix, et avec qui, depuis long-temps, il entretenait des relations d'amitié et de littérature; il recommanda beaucoup à son élève de voir souvent cet ami non moins docte que pieux, et de prêter l'oreille aux bons avis de tout genre qu'il ne pouvait manquer d'en recevoir; puis il revenait au regret de voir ainsi partir son cher Loys, et des larmes coulaient de ses yeux.

Le fils de Mabile rappelait au bon prêtre que cette absence était devenue nécessaire, indispensable : « Dans la situation où je me trouve, disait-il, j'aurais besoin d'une impassibilité trop étrangère à mon cœur et surtout à mon âge : comment ne pas m'écarter en restant ici des règles ordinaires de prudence que vous n'avez cessé de me prescrire! Je me verrais à tout moment près d'éclater. Il me faudrait d'extraordinaires efforts, des efforts impossibles pour me contenir. Un jour de plus, et peut-être..... Si je ne risquais, par une imprudence, que de me perdre tout seul! Mais Guillemette...! O mon père, et ce nom, c'est à vous seul désormais que mes lèvres le doivent, ô mon tendre père, laissez-moi penser que mon départ ne deviendra pas pour vous un trop grand sujet d'affliction; laissez-moi croire que vous serez assez maître de votre douleur pour veiller sur la malheureuse Guillemette. C'est une fleur délicate exposée aux outrages des vents les plus furieux...— Oui, reprit le bon instituteur, *floribus austrum;* mais sois tranquille, mon fils; je veillerai sur elle, et je le puis, comme sur la prunelle de mes yeux. Un temps plus heureux viendra; les épreuves que le Ciel envoie ne sont que passagères. Dieu, que je ne cesserai de prier pour toi, mon enfant, t'aura toujours sans doute en sa sainte garde. » Il ne put en dire davantage, son émotion mit fin à ses paroles; son souper même ne fut point achevé: après avoir tendrement embrassé son élève, il lui souhaita une bonne nuit, et le prévint qu'ils partiraient avant l'aurore pour se rendre au port.

A peine Loys fut enfermé dans sa chambre, qu'il ouvrit le paquet mystérieux. Une des lettres était pour lui; les autres devaient être remises à des seigneurs d'origine provençale dont les familles étaient établies dans le royaume de Naples, depuis les temps de Charles d'Anjou. Dans la lettre qui lui était destinée, le fils de Mabile trouva les expressions de l'intérêt le plus sincère; on lui faisait en même temps des promesses qui ne pouvaient partir que d'une âme grande et généreuse. Quoique la signature n'y fût point, il se douta de quelle main elle venait. Des particularités jusqu'alors seulement soupçonnées ne pouvaient plus être douteuses pour son esprit; mais on lui prescrivait le silence le plus profond. Les lettres de recommandation pour Naples étaient toutes fermées; il ne reconnut sur les cachets aucune armoirie appartenant à des gentilshommes du pays.

Pendant toute la nuit, l'amant de Guillemette éprouva une agitation extrême; pouvait-il en effet trouver quelque repos dans ce conflit de sentimens divers, dans cet assaut tumultueux de pensées! Guillemette, Blanche, Ambard, le bienveillant inconnu, de combien de troubles et d'alarmes ces êtres n'étaient-ils pas la cause! Non, la mer, dont il allait braver les tempêtes, ne fut jamais autant tourmentée que l'était son cœur. Quel avenir obscur et sombre! quel passé lamentable! quel présent mystérieux et terrible! Les douces langueurs du sommeil n'avaient pas encore appesanti et fermé ses yeux, quand messire Gantelmi l'appela.

En attendant un léger repas du matin que la bonne servante Madelon préparait, Loys ouvrit la porte du presbytère pour voir le temps. Le jeune pâtre, qui déjà plusieurs fois avait servi de messager entre Julhans et Ceireste, l'attendait dans la rue. Il s'avança et mit dans ses mains un billet de Guillemette. Loys, pour le lire, remonta dans sa chambre.

La fille de Blanche, dans cet écrit, se montrait désolée de n'avoir pas vu son jeune ami encore une fois. Les soins réclamés par Hélion, qui pourtant allait un peu mieux, l'avaient retardée; et lorsqu'enfin elle avait cru pouvoir se dérober un instant aux yeux de Blanche, son espoir avait été déçu, Clairette l'ayant rappelée incontinent au château. Guillemette disait en outre qu'Ambard avait assez bien combattu les injustes préventions de son épouse. Cette aimable fille laissait pressentir en même temps son affliction au sujet d'un commencement de discorde entre deux personnes qui jusqu'à ce jour avaient paru vivre de bon accord. Elle finissait en priant son jeune ami de penser toujours à elle.

Loys n'eut que le temps de répondre deux mots qu'il remit au petit pâtre, et il sortit peu après de Ceireste avec son instituteur.

Leurs amis les attendaient à la porte du bourg de la Sieutat. Ils assistèrent tous ensemble à la messe de partance que Messire Gantelmi célébra dans une petite église consacrée au Saint-Esprit, et à côté de laquelle, sous la direction et sur les plans de ce même juif Samuel, homme propre à tout, qui avait contribué au malheur de Loys, s'élevaient alors les fondemens de l'église actuelle.

Le bon Messire Gantelmi pleura de nouveau, quand il fallut en venir aux adieux. Il eut recours à son latin, comme un objet de diversion, et commença le *sic te diva potens cypri*, etc. Mais la douleur lui coupa la voix. Il ne put que recommander à son élève de se bien conduire; il ne put que l'embrasser, puis l'embrasser encore, faute de pouvoir lui parler davantage.

Cependant le navire dont les voiles s'enflaient d'un vent favorable, s'élançait déjà sur les flots azurés, comme un être doué de la vie. Loys, avec son chaperon qu'il agita dans l'air, fit un dernier adieu à son instituteur et aux autres amis qu'il laissait au rivage; puis commençant à découvrir les montagnes, derrière lesquelles était le lieu de sa naissance, la demeure de Guillemette, il éprouva ce trouble indéfinissable, qui nous saisit quand nous quittons pour la première fois le sol tant aimé, où nos premiers jours coulèrent comme un ruisseau tranquille et toujours pur, alors que l'horizon dont notre vue était bornée nous paraissait être la limite du monde, et que les parties du globe les plus éloignées ne semblaient être séparées de nous que par les montagnes ou les eaux les plus prochaines.

L'ecclésiastique et les autres amis suivirent long-temps des yeux le navire; Messire Gantelmi l'aperçut encore comme un point noir au bord le plus reculé de l'horizon, à mesure que, tout proche de Ceireste où il voulut rentrer dès le matin, il tourna ses regards vers la haute mer dont, à l'endroit où il se trouvait alors, les collines ni les vergers d'oliviers ne lui dérobaient la vue. Son logis lui parut triste et désert; il s'était fait une si douce habitude d'instruire le fils infortuné de Mabile, toujours attentif à ses leçons, et de converser avec lui comme un père tendre! Pour Guillemette, elle se trouva dans une solitude plus cruelle encore.

Si la première séparation et le séjour à Ceireste avaient appris à l'intéressante fille jusqu'à quel point ce jeune homme lui était cher, combien devenait plus profonde sa douleur, depuis qu'il était et plus malheureux et plus éloigné! Elle éprouva bien alors que les plus grands tourmens de l'absence ne suivent pas ceux qui partent, mais s'attachent à ceux qui restent. Voyager avec ses douleurs, c'est les étourdir; à mesure qu'un objet nouveau nous frappe, le chagrin qui nous accablait se perd : la peine est comme un marbre qui s'use par le frottement des corps étrangers. Mais quand tout ce qu'on voit, tout ce qu'on entend, tout ce que les objets extérieurs rappellent et nous disent, se lie à ce qui nous fait souffrir, nos afflictions se concentrent alors comme les rayons du soleil dans le foyer d'un verre ardent, et le cœur se consume.

L'aspect de tous les lieux qui rendaient à la mémoire de Guillemette les jeux et les plaisirs de l'enfance, ainsi que les inquiétudes, les peines partagées qui avaient suivi ce premier âge sitôt évanoui, faisait couler ses larmes. Elle ne pouvait voir, sans attendrissement, le sentier que Loys avait coutume de suivre en venant de Ceireste; la vue même du petit pâtre et celle de Messire Gantelmi lui étaient douloureuses : ce n'était pas toutefois d'une douleur qu'elle songeât à éviter; bien au contraire, elle allait au-devant de ses atteintes et se faisait un amer plaisir d'en être longuement navrée. Si dans les lieux les plus sauvages et qu'on visite pour la première fois, il se trouve toujours, soit une source ou une eau courante, soit un arbre remarquable, soit un rocher couvert de mousse ou un oiseau chantant dans les solitudes, qui nous parle de l'objet aimé, combien plus éloquens encore sont les sites qu'on a parcourus avec lui, les échos qui tant de fois répétèrent ses doux accens, et l'onde tranquille où venait se réfléchir son image adorée!

Ce qui rendait la peine de Guillemette encore plus accablante, c'était les caresses prodiguées sous ses yeux à Hélion. Elle aimait pourtant son jeune frère, dont la santé revenait d'une manière sensible, malgré le sort que Blanche accusait toujours Loys d'avoir jeté sur lui; mais quelque douce que fût l'affection de Guillemette pour cet enfant, l'indifférence qu'on marquait à l'égard du premier-né, lui était plus pénible encore.

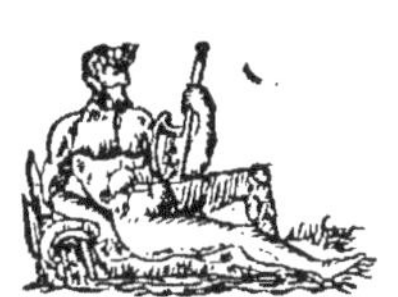

CHAPITRE X.

Le rival de Loys.

Quand le jeune fils de Blanche fut entièrement rétabli, il y eut des fêtes au château pour célébrer sa convalescence. Ambard ne voyait pas sans quelque peine les honneurs dont le cadet de ses fils était l'objet exclusif; il en murmura d'abord : mais Blanche avait acquis sur lui un empire que des résistances passagères ne rendaient que plus puissant et plus ferme de jour en jour.

Au milieu des transports de joie, au sein des jeux, des festins et des danses, Guillemette songeait à ce fils malheureux de Mabile, exilé du toit paternel, et peut-être en ce moment exposé encore aux fureurs d'un élément perfide, ou jeté déjà dans un pays inconnu, sans guide, sans parens, et sans qu'un visage ami vînt sourire à ses yeux.

Or il arriva que la société formée au château fit le projet d'un voyage au bourg de la Sieutat, où, le lendemain, un navire, le plus considérable qu'on y eût encore construit, devait être mis à la mer. Ce voyage ne pouvait être, pour Guillemette, qu'une source nouvelle de tristesse; plusieurs de ses jeunes compagnes, qui n'avaient jamais vu la mer que de loin, étaient au contraire bien joyeuses de pouvoir s'approcher du rivage.

Il soufflait un de ces gros vents d'Est, qui semblent quelquefois vouloir prolonger la mauvaise saison jusque vers la fin du printemps. Les flots, couleur d'olive, étaient couronnés d'une écume blanche comme la neige, et d'énormes vagues venaient, en se déroulant, fondre avec fracas sur toutes les grèves. Les oiseaux de mer se faisaient un jeu de lutter contre les vents; mais les bateaux de pêcheurs cédaient à la tempête, et tantôt élevés sur la cime blanchissante des vagues, tantôt disparaissant aux yeux dans l'enfoncement qui se formait entre elles, on les voyait s'avancer en hâte vers le port, où, d'un air inquiet, accouraient déjà des groupes de femmes et d'enfans, pour voir aborder leurs époux, leurs pères. Les barques de commerce quittaient le large, et, désespérant d'atteindre Marseille avant la nuit, cherchaient, avec leur voile à demi pliée, un asile dans le port qui s'offrait en vue. A mesure qu'on approchait du rivage, le bruit rauque des vagues, le retentissement des galets roulés par elles, le tumulte assourdissant des échos, rendaient ce spectacle plus terrible encore pour Guillemette, qui se figurait Loys en butte aux mêmes périls, sur des plages lointaines.

La journée du lendemain fut magnifique, et nos campagnards s'amusèrent beaucoup des travaux imposans qu'ils virent exécuter. Cependant ils étaient eux-mêmes un objet de spectacle; et, quoique leur séjour ne fût guère distant que de deux à trois lieues, la différence de leur physionomie, et même de leurs costumes, avec les habits et la manière d'être des habitans de la côte se montrait assez grande pour être remarquée.

Mais Guillemette attirait les yeux sur elle par l'éclat de sa beauté, qui la faisait distinguer de toutes ses compagnes. De grands yeux bleus, surmontés de sourcils hardiment dessinés, des cheveux blonds qui se roulaient en boucles naturelles, donnaient à tout son air un mélange piquant de douceur, d'esprit et de mélancolie, dont l'impression était puissante et durable. On voyait bien que sa jeunesse n'était pas heureuse, et l'intérêt qu'inspirait sa vue n'en devenait que plus tendre. Les jeunes gens se demandaient l'un à l'autre qui était cette belle personne venue d'au-delà des montagnes; Anthénon la comparait à l'aurore, quand elle se montre fraîche et resplendissante au-dessus des collines orientales.

Par malheur, cette beauté si douce frappa l'un de ces hommes au cœur dur, à l'aspect sinistre, qui semblent n'adresser leurs vœux à ce que le sexe présente de plus délicat, de plus touchant, que par cette sorte d'instinct féroce qui va cherchant des victimes. Il se nommait Rambaud. Né dans les derniers rangs de la population, il s'était rapidement élevé à une haute fortune. Voici ce qu'on en contait :

Parvenu au commandement d'une grosse barque, il s'était lié, dans un port d'Afrique, avec un marchand hébreu, fort riche, qui, voulant faire une spéculation pour Marseille, mais craignant d'arriver en cette ville durant une de ces persécutions contre les juifs, tant de fois renouvelées en ces temps là, s'était avisé de charger sa marchandise dans la barque et sous le nom de Rambaud, et de s'embarquer avec lui. Un gros temps survint; Rambaud tenait le gouvernail; il se trouva seul au château d'arrière avec le pauvre marchand, qui regardait les vagues s'aheurter avec fureur contre les flancs du navire, et lancer sur le pont leurs lames écumeuses et soudaines; les matelots de quart étaient à l'avant, enveloppés dans leurs capes, et tournant les yeux vers la partie de l'horizon où ils espéraient d'un instant à l'autre démêler quelque annonce d'un temps plus doux. Rambaud voyant le juif isolé ainsi, fut tenté de rester maître d'une riche cargaison. Les lames qui, par intervalles, escaladaient le pont, n'étaient pas assez violentes ni d'un assez gros volume pour emporter le malheureux passager dans l'abîme; il fallait aider à leur action, c'est ce que fit Rambaud, on l'assure du moins; il poussa fortement l'Hébreu avec la barre du gouvernail : puis de s'écrier comme tout effrayé : « Le juif à la mer, le juif à la mer! »

On jeta des cages à poules, des planches, des cordes; le navire se mit en travers; mais en vain : la mer était trop grosse et la barque avait trop d'élan pour que l'Hébreu, quelques efforts qu'il fît, pût jamais arriver à bord; et cette circonstance, Rambaud l'avait prévue.

Ce misérable, par un tel expédient, n'eut à compter avec personne; d'ailleurs il dut regarder comme bien acquises pour un chrétien les richesses d'un de ces coquins de juifs que les souverains d'alors se permettaient si souvent de dépouiller.

L'origine de sa fortune fut quelque temps le sujet des conversations ; beaucoup moins toutefois que la bassesse de sa naissance. On lui reprochait ce qui ne dépendit jamais de nous et ne saurait être un vice; mais insensiblement on jeta un voile sur le crime qui l'avait élevé. Avec quelques apparences de dévotion, il parvint même à la dignité de marguillier. Aussi n'était-ce pas la mort du juif qui l'inquiétait, ni moins encore le vol qui l'avait suivie, vol trop considérable en effet pour rester crime aux yeux du monde; mais il eût bien voulu n'être pas le fils de son père. Dans un pays où chacun se connaissait, il n'était pas possible de recourir à des aïeux chimériques; sa grande fortune pouvait cependant lui valoir quelque alliance honorable, et le tirer par là plus sûrement de sa fange native.

En attendant, il étalait toute la morgue, toute l'ignoble arrogance de ceux pour qui plus ou moins d'or est chose nouvelle; il fuyait avec soin tous ses anciens camarades, se gardant bien d'apercevoir leur salut, car il ne voulait pas y répondre, et recherchant les moindres occasions de s'introduire parmi les personnes dont jadis il n'eût pas même osé mendier un regard. Si même quelque membre d'une famille ancienne ne le prévenait point, il osait déjà se plaindre d'une indifférence qu'il appelait fierté.

Ses projets d'alliance avaient échoué plusieurs fois, sans qu'il fût rebuté de ses poursuites. Quand la beauté de Guillemette vint frapper sa vue, aux inévitables désirs que les attraits innocens et doux de la jeune personne lui inspirèrent d'abord, se joignit bientôt une espérance fondée sur des bruits qui couraient bien sourdement encore, mais dont il avait déjà connaissance. Il n'est tel qu'un parvenu pour remonter aux vieux scandales, ou surprendre dans leurs iniquités actuelles les gens dont l'élévation antique le tourmente. Rambaud pensa donc que des parens, dont la conscience devait être bourrelée, seraient moins difficiles sur la naissance.

Mais il est temps de nous rendre auprès de Loys; nous verrons plus tard ce que devinrent Rambaud et ses prétentions.

CHAPITRE XI.

Correspondance de Loys avec messire Gantelmi. — Situation difficile où il se trouve. — On ne reçoit plus de ses nouvelles.

Le fils de Mabile, après une navigation heureuse, était arrivé à Naples, où l'accueillirent fort bien les grands seigneurs pour qui l'inconnu lui avait donné des lettres. Dans Ser Agnolo, ce prêtre napolitain à qui messire Gantelmi l'avait recommandé, il avait trouvé un digne ami de son respectable instituteur. Bientôt la Reine Jeannelle, à qui il fut présenté, le reçut au nombre de ses gentilshommes. Tout lui sourit d'abord à son entrée dans le monde; les peines qu'il avait éprouvées, la persécution dont il était l'objet s'effacèrent de sa mémoire, et, sans le souvenir de Guillemette et de messire Gantelmi, le séjour de Naples eût été aussi plaisant pour son cœur que celui même de la patrie après une longue absence.

Il était arrivé depuis peu de jours, et on ne l'avait pas encore présenté à la princesse, lorsqu'il écrivit en ces termes à l'ancien curé de Ceireste :

« Je n'ai point de tempête à vous » raconter, mon cher maître; un zé- » phir constant a poussé notre navire » vers les plages italiques. Je ne sau- » rais vous dire tout ce que m'a fait » éprouver le premier aspect de la » belle Ausonie. Vous m'avez élevé; » vous m'avez communiqué votre en- » thousiasme pour le grand et le su- » blime, pour les nobles conceptions,

» pour les noms illustres et les terres » glorieuses; ainsi jugez de ce qui s'est » passé en moi, quand l'Italie m'a de » loin apparu et que tous mes ressou- » venirs classiques, où je retrouve en » même temps des gages de votre ami- » tié, se sont élevés à la fois, et n'ont » formé qu'une sensation unique. C'est » à côté de vous que j'ai observé tout » ce qui peut frapper le plus dans ces » lieux; je vous communiquais ma » joie, et vous me faisiez part de vos » réflexions : avec vous j'ai salué ce » promontoire aérien qui porte encore » aujourd'hui le nom de Misène, et » qui, selon votre poète chéri, le por- » tera dans tous les siècles. Saisi d'une » secrète horreur, j'ai passé devant » les rochers de Caprée; mais quand » Parthenope s'est offerte à mes yeux, » belle et riante comme un visage de

» vierge, pardonnez, ô mon maître!
» si la douce image de celle que vous
» me permettiez d'aimer a seule, en
» ce moment, régné dans mon cœur.

» C'est ici une terre d'enchante-
» ment et de joie; la mer et ses rivages,
» les plaines éthérées et leur douce
» lumière, l'air et ses mille parfums
» joignent leurs voluptés à celles qui
» émanent sans cesse des collines ver-
» doyantes, des frais bocages, des ruis-
» seaux cristallins, des riches et pom-
» peuses vallées, des lacs tranquilles,
» qui sont placés comme autant de
» miroirs où cette région magnifique
» aime à se contempler; le Vésuve
» même avec ses flancs tout noircis et
» ses tourbillons de fumée qui, à la
» chute du jour, montent en ondoyant
» vers un ciel teint de pourpre, donne
» un charme de plus à ces belles con-

» trées : ainsi, dans les chants de la lyre » antique, aux images les plus riantes, » aux plus aimables expressions de la » joie, succède souvent le souvenir de » la mort qui emporte tout, et qui vient » mettre parmi les hommes cette éga- » lité sans cesse désirée, mais qui ne » fut jamais leur partage ici bas. Quel- » ques cyprès lointains ne gâtèrent » jamais le plus charmant paysage, et » celui de Naples, dans sa pompe et » son immensité, serait moins ravis- » sant peut-être sans le Vésuve.

» Cependant, ô mon père ! la vo- » lupté de ces lieux commence à me » paraître un peu suspecte. Ce ne sont » pas les conversations de notre Pro- » vence que j'entends, ni des mœurs » pures qui présentent leurs tableaux » à mes yeux. Dans l'horizon que j'em- » brasse, notre cher Anthénon ne ver-

» rait point le ciel des troubadours; il
» fallait à nos anciens poètes une na-
» ture gracieuse, mais un peu sévère,
» telle qu'on la trouve sur les bords
» où nous sommes nés : les rivages de
» Parthenope inspirent trop de mol-
» lesse et d'abandon, la licence y
» prend la place de l'amour; les poètes
» n'y veulent être que des farceurs;
» on n'y songe qu'aux plaisirs rapides
» des sens; rien de profond, rien de
» durable, rien de sublime n'occupe
» ici les âmes. Virgile y composa son
» poème, mais dans la solitude; mais,
» pour l'achever et le porter à sa per-
» fection, il désira le ciel de la Grèce
» qu'on dit plus analogue au nôtre.
» C'est ici le digne séjour des Bocca-
» ces; celui de Pétrarque ne pouvait
» être qu'à Vaucluse. »

Dans une autre lettre, après avoir

parlé du grand accueil que la Reine lui avait fait, il poursuivait ainsi :

« Maintenant plus que jamais, ô » mon cher maître ! vos sages conseils » me seraient nécessaires. Mon inex- » périence se trouve lancée dans un » monde tout nouveau pour moi. Les » principes qu'on professe dans cette » Cour ne sont pas les vôtres ; les sen- » timens dont il paraît qu'on s'y » honore ne sont pas ceux que vous » m'avez inspirés. On trouve ici des » femmes ravissantes, quand on ne » cherche que les grâces du corps, » l'aménité des paroles, l'aisance des » manières ; mais, sous ces dehors » aimables, on ne rencontre presque » toujours que des âmes profondé- » ment corrompues.

» Il y a une dame du plus grand » ton, jeune encore et jolie, qui s'est

» prise pour moi d'une belle affection; » ce n'est pas sans doute d'un tel mot » que je devrais qualifier ce qu'elle » me témoigne ; mais il suffit pour me » faire entendre. Hier, elle m'engagea » à faire un tour de promenade dans » les jardins. Quand nous fûmes seuls, » elle commença un éloge si direct de » ma personne, que je me sentis pres- » que blessé. Puis vint l'éloge de la » Reine, auquel j'acquiesçai de tout » mon cœur; mais il fut suivi de longs » détails sur cette princesse, détails » que j'aurais bien voulu ne pas en- » tendre. J'eus beau faire observer » qu'elle était ma bienfaitrice, et qu'il » me convenait peu de prêter l'oreille » à de tels propos; la dame sourit, et » continua.

» Elle me parla beaucoup d'un jeune » homme, nommé Pandolfo, qui avait

» acquis dans un temps beaucoup d'em-
» pire sur la Reine, et de son succes-
» seur Jehan Caraccioli. Moi qui savais
» la fin tragique de Pandolfo, je deman-
» dai comment un homme si puissant
» avait pu avoir un successeur. Il mou-
» rut, répondit la dame. C'est-à-dire,
» répliquai-je, que le prince de Ta-
» rente lui fit trancher la tête. La dame
» resta un peu interdite; elle se dispo-
» sait pourtant à renouer l'entretien,
» quand nous aperçûmes la princesse
» au bout d'une allée; nous nous
» hâtâmes d'aller la joindre.

» La Reine, en me voyant, me mar-
» qua plus de satisfaction encore qu'à
» l'ordinaire. Cette dame, dont je vous
» parle, a sa confiance intime : il
» me parut qu'il se fit entre elles un
» échange de signes, et ces marques

» réciproques d'intelligence augmen-
» tèrent mon trouble.

» Je compte aller voir Ser Agnolo, » et lui demander ce que je dois faire » dans la situation où je me trouve. Il » se peut que mes alarmes soient » vaines ; cependant tout ce que je » vois dans cette Cour ne sert qu'à » les confirmer. »

Il disait dans une autre lettre :

« Non, je n'aurais jamais cru pos- » sible une telle dépravation. Hélas! » je ne soupçonnais que trop, par les » mystères de ma famille, tout ce que » l'amour engendre quelquefois de » fureurs ; mais je ne pensais pas » qu'elles pussent s'allier avec tant d'a- » vilissement. Nous étions, il y a quel- » ques jours, dans un palais bâti sur » le rivage, par cette première reine

» Jeanne, que nos ayeux ont vue par-
» courant triste et mélancolique les
» lieux les plus remarquables de notre
» Provence, et pour laquelle furent
» imaginées, dit-on, certaines réjouis-
» sances bizarres que l'usage a main-
» tenues, ou dont la tradition est res-
» tée dans la mémoire des anciens *.

» Le site de ce palais paraît vrai-
» ment avoir été choisi par le besoin
» de changer de place et de faire di-
» version à des idées trop habituelles.
» Les flots le baignent de trois côtés;
» aux jours les plus chauds de l'année

---

* Un plus grand nombre de ces fêtes singulières doivent leur origine au roi René, qui les imagina pour distraire Jeanne de Laval, sa seconde femme, en proie à une maladie de langeur qui semblait menacer ses jours.

» on y jouit d'une agréable fraîcheur; » un sourd murmure y retentit dans » les temps les plus calmes. J'étais à » une croisée, regardant les vagues » se dérouler sous mes yeux et prêtant » l'oreille aux échos qui en répétaient » au loin derrière moi l'assourdissant » et monotone fracas. Je songeais aux » passions malheureuses de celle qui » avait fait bâtir cette demeure, à l'as- » sassinat d'André, son premier époux, » et à la vengeance que le roi de Hon- » grie en tira, près de quarante ans » après, par la main de Charles de » Duras, parent de Jeanne, et qui, » autrefois, avait reçu d'elle des mar- » ques nombreuses d'affection.

» Dans ce bruissement continu des » vagues, qui accouraient en bondis- » sant, se brisaient en écume et re- » tentissaient dans l'intérieur de ce

» palais, il me semblait entendre ce
» cri des remords qui jamais ne se
» tait dans les cœurs coupables, et je
» déplorais la destinée d'une princesse
» qui sentit sa conscience déchirée
» dès ses plus jeunes ans, et qui pour-
» tant remplit encore le cours de sa
» vie d'imprudences et d'erreurs. Puis
» vinrent les souvenirs domestiques,
» ces souvenirs cruels pour moi, et
» qui me sont rappelés par tout ce que
» je vois et j'entends de sinistre, bien
» plus encore que par les objets doux
» et riants dont la rencontre frappe
» mes yeux. Mais dans cette patrie,
» dont l'image m'apparaît trop souvent
» morne et lugubre, il y a, me dira-
» t-on, un messire Gantelmi, une
» Guillemette : hélas! oui; et c'est
» pourquoi ces flots qui me séparent
» de tout ce qui faisait autrefois la

» consolation de mes tristes jours, ces
» flots, même dans leur état de calme
» ou dans leurs ondulations légères,
» plus agréables encore, ne me parais-
» sent qu'une barrière importune, et
» leur aspect, toujours mélancolique
» et sombre à mes yeux, ne m'entre-
» tient que des regrets de l'absence
» et des chagrins de l'amour.

» J'étais plongé dans ces rêveries
» douloureuses, quand la dame, dont
» il a déjà été question, s'approcha de
» moi et me parla ainsi : « Loys, serez-
» vous toujours comme une sorte de
» sauvage dans la Cour la plus enjouée
» de l'Europe ? Faut-il que vous pen-
» siez toujours au pays que vous avez
» quitté ! car je ne doute point que
» votre imagination s'élance au-delà
» de ces flots qui vous ont amené
» parmi nous, et certainement vous

» étiez naguère dans le château de vos
» pères ou auprès de celle qu'en par-
» tant vous jurâtes d'aimer toujours.
» Mais quand vous fîtes ce serment
» auquel ne manque jamais tout jeune
» homme qui s'éloigne du sol natal,
» ce serment, pour l'ordinaire si mal
» gardé, vous ne soupçonniez pas que,
» dans un pays lointain, on vous ai-
» merait bien plus que dans votre pa-
» trie, et qu'on pourrait vous y faire
» plus de bien que vous n'osâtes jamais
» en attendre. — Les personnes qui
» m'ont fait du bien ou qui m'en veu-
» lent, lui répondis-je, ne trouveront
» jamais en moi un ingrat; c'est de
» quoi elles peuvent être persuadées.
» — Mais on dirait pourtant que vous
» recevez leurs bienfaits avec indiffé-
» rence, et qu'il n'y a dans votre cœur
» aucune espèce de retour. — Vous

» vous trompez, et la peine que j'é-
» prouve à vous entendre devrait bien
» vous assurer du contraire. — Que
» vous êtes jeune, Loys! oui, bien
» jeune encore! et le peu de temps
» que vous avez vécu, on voit bien
» que vous l'avez passé dans les bois,
» au milieu de gens rustiques et sous
» l'influence de mœurs grossières. Le
» séjour de Naples vous était grande-
» ment nécessaire; vous en aviez be-
» soin, sans doute, pour devenir aussi
» parfait que vous méritez de l'être.
» Quoi que vous fassiez, la Reine doit
» aller d'ici à quelques jours dans un
» château écarté, au milieu des mon-
» tagnes et des bois, sur le bord sau-
» vage d'un lac. Là, vous serez rendu
» à votre élément. Notre suite sera
» peu nombreuse; et, puisque la so-
» litude vous est tant agréable, vous

» ne refuserez pas d'en goûter les » charmes les plus doux. »

» Après m'avoir parlé long-temps » encore, rappelant avec affectation » les anecdotes les plus scandaleuses » de la Cour et de la ville, elle quitta » l'embrasure de la croisée, non sans » m'avoir baisé sur le front, et se retira.

» O Guillemette! que les femmes » de ce pays-ci te ressemblent peu! » Et que nos serremens de mains, les » plus chères faveurs que l'on m'ait » accordées au plus fort de mes pei- » nes, étaient bien autrement doux » que toutes leurs caresses! Oui, la » chaste image de celle qui fait pour » toujours ma destinée, et le souvenir » de vos sages leçons, me fortifient, » ô mon père! contre les mauvais » discours et les exemples pernicieux » dont je me trouve assailli. Il me

» semble en effet qu'elle ne devra point
» se présenter ainsi la passion qui
» voudra me séduire. Ce ne sera point
» avec le cortége de la corruption,
» avec les promesses d'une honteuse
» fortune, avec un appareil de gran-
» deurs avilissantes que les charmes
» de Guillemette, vertueuse et timide,
» seront effacés de mon cœur.

» Je n'ai pas besoin de me rappeler
» quelle tragique fin est réservée d'or-
» dinaire à ces favoris élevés par de
» coupables amours; les fumées d'une
» ambition sans vertu ne sauraient
» troubler mon esprit, et des honneurs
» que réprouverait l'image toujours
» présente de Guillemette, n'auraient
» aucun attrait pour moi. Ce que je
» crains bien plutôt, c'est la force
» impérieuse des circonstances, l'as-
» sujétissement de ma condition, l'as-

» cendant du pouvoir. Ser Agnolo m'a
» promis de venir à mon secours; je
» compte beaucoup sur les ressources
» de son esprit, et sur la vivacité de
» son amitié : mais peut-être ne sera-
» t-il plus temps!...

» O mon cher maître! l'état de con-
» tentement et d'allégresse où je fus
» d'abord en arrivant ici, et qui suc-
» céda aux inquiétudes, compagnes
» inséparables de celui qui voyage sur
» mer, ainsi qu'à l'amertume de mes
» derniers adieux, cet état qui naquit
» en moi si promptement au premier
» sourire de la faveur, s'est changé
» tout d'un coup en une profonde
» tristesse. Comptez cependant sur
» mes efforts : le Ciel bénira peut-être
» la résolution que j'ai prise de rester
» constamment digne de vous et de
» Guillemette. »

Cette lettre ne fut suivie d'aucune autre, et, à l'époque où nous avons placé le commencement de notre récit, on ignorait absolument le sort du malheureux fils de Mabile. Messire Gantelmi et Guillemette se perdaient en conjectures; celles qui paraissaient d'abord les plus rassurantes s'évanouissaient bientôt, et devenaient par là non moins cruelles que les pires.

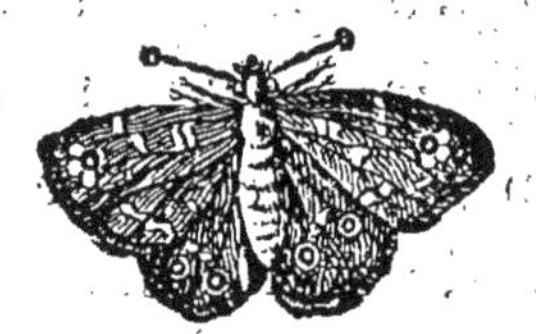

CHAPITRE XII.

Loys passe pour mort. — Peines de Guillemette. — On veut la marier contre son gré.

CEPENDANT le roi Loys III était mort, et la reine Jeannelle, qui avait transporté l'adoption à René d'Anjou, n'avait pas tardé de voir la fin de ses erreurs et de sa vie. René, prisonnier, en ce temps-là, du duc de Bourgogne, ne pouvant prendre possession par lui-même des droits qui lui étaient échus, avait envoyé la Reine son épouse, d'abord en Provence, et de là dans le royaume de Naples, où Alphonse d'Aragon élevait des prétentions soutenues d'un parti puissant.

Au milieu de ces révolutions, aucune nouvelle du jeune Loys de Julhans n'était parvenue aux personnes qui s'intéressaient à lui. Il n'y avait pas jusqu'à la vieille servante de l'ecclésiastique, la bonne Madelon, qui ne parlât chaque jour de ce brave Loys, qui était si cher à son maître.

A la grande collation de la veille de Noël, Madelon mettait toujours à part un morceau de gâteau pour Loys; elle était fermement persuadée que le jeune homme ne devait point passer pour mort, tant que sa portion se conserverait saine. Aux yeux de la bonne femme, il n'y paraissait jamais aucune altération; et trois fois déjà, la veille de Noël avait vu se renouveler cette pratique touchante.

Pour Guillemette, elle était loin d'avoir tant d'espérance. Son imagination n'enfantait plus, en des rêves cruels, que de funèbres fantômes. Quand la nuit couvrait la terre de ses sombres ailes, et que la foule des illusions sinistres troublait le sommeil des mortels en proie aux remords ou à des peines non méritées, Guillemette, si malheureuse quoique si pure, ne manquait pas d'éprouver tout ce que les froides ombres inspirent de terreurs secrètes et d'affreux pressentimens. Tantôt, à la fenêtre, dans le calme des plus belles nuits, la chouette apportait un cri fatal; tantôt, dans la profondeur du silence et l'horreur des ténèbres, si quelque souffle de vent naissait tout à coup au sein des bois, c'étaient les gémissemens d'un esprit, qui, mort en pays lointain, venait errer aux lieux, témoins chéris des jeux de son enfance; et cet esprit souffrant ne pouvait être que Loys trépassé. Souvent elle voyait en songe, dans tout l'éclat de la jeunesse et de la vie, l'objet de sa longue attente : cette aimable vision suspendait alors ses douleurs; mais pour peu de temps : Loys sentait trop tôt, ainsi le disait-il à sa bien-aimée, l'haleine froide du matin qui le forçait de retourner au séjour des ombres.

A ces paroles qu'elle croyait bien réellement avoir entendues, l'infortunée perdait tout espoir; elle s'éveillait et baignait de larmes sa couche solitaire.

Quelquefois ne pouvant trouver le sommeil, soit pendant une nuit d'orage, soit durant ces tempêtes du cœur plus terribles encore que celles des airs, elle ouvrait sa croisée : là, tout en proie à ces terreurs superstitieuses, partage trop ordinaire des âmes aimantes, elle croyait voir combattre dans les airs ces terribles *hellequins*, ces fantastiques chevaliers, dont l'apparition nocturne annonçait mort et carnage; et l'impression qu'elle recevait de ces épouvantables fantômes la condamnait pour longtemps à une tristesse plus profonde.

Personne autour d'elle ne pouvait lui offrir de consolation. Il n'y avait dans Clairette que politique et artifice; elle ne cherchait qu'à plaire à la dame Blanche. Du château à la demeure de Blaisine, la distance était trop considérable; d'ailleurs cette femme paraissait avoir on ne sait quelles arrières-pensées qui repoussaient la confiance et arrêtaient les effusions du cœur. Le souvenir de ce qu'avait dit autrefois la nonnain voyageuse l'écartait aussi des environs de Fontblanque. Il fallait se contenter de la bonne Madelon, qu'elle voyait quelquefois, parce que Clairette ayant une connaissance à Ceireste, profitait de toutes les occasions pour s'y rendre, et ne manquait pas d'emmener sa jeune maîtresse avec elle, afin de ne pas éveiller les soupçons.

Quand donc Guillemette allait à Ceireste, elle ne sortait pas de la maison de Messire Gantelmi, tant à cause de ce bon prêtre, qu'elle aimait et respectait infiniment, que par rapport à Madelon, qui lui était bien chère aussi, car elle parlait volontiers et presque toujours du beau Loys.

La fille de Blanche racontait à la

vieille servante les visions funestes qu'elle avait : celle-ci leur opposait les siennes qui presque toujours étaient riantes et de bon présage. « *Dame abonde*, disait-elle quelquefois, est venue la nuit dernière dans notre maison. Ce n'est pas pour moi que la reine des fées bienfaisantes visite cette demeure. Je suis vieille ; je n'ai plus rien à attendre ; Messire Gantelmi a promis de ne pas m'abandonner dans mes derniers jours. C'est donc pour annoncer toute sorte de biens à vous et à Loys, oui à Loys, car je suis sûre qu'il reviendra ; sa part de gâteau est encore bien saine... Ce prêtre de Naples, à qui mon maître a écrit plusieurs fois, répondra enfin. »

C'était ainsi qu'une femme simple, et dont la bonté naturelle faisait tout l'esprit, offrait à une amante sensible des consolations et des motifs d'espérance que l'infortunée était loin de trouver au sein de sa famille.

Ce qui augmentait les peines de Guillemette, c'était les démarches de Rambaud, de cet insolent parvenu, qui cherchait, par une illustre alliance, à couvrir la petitesse de son origine. Il revenait assez à la dame Blanche, car il était fort riche; mais le tuteur de Guillemette (personnage qui n'a pas encore paru dans ce récit) ne voyait pas de bon œil les prétentions du marin. De son côté, le père de Loys aimait peu Rambaud, qui n'était pas un habile chasseur; il eût vu aussi avec peine la terre de Fontblanque, voisine de la sienne, échapper à sa famille; et le projet de marier Guillemette avec son fils aîné occupait encore son esprit. Aussi quelquefois reprochait-il amèrement à Blanche d'avoir occasionné l'exil de cet infortuné jeune homme. Une autre cause d'aigreur contre son épouse, c'était un goût toujours croissant de dissipation et de dépense qu'il remarquait en elle.

Rambaud, par ses démarches, ayant appelé sur le château de Julhans les regards du public, les traits de la médisance s'étaient aiguisés; Blanche avait cru que pour en imposer aux malins, elle devait se montrer dans le monde avec plus d'éclat qu'auparavant; elle était de toutes les parties, et dansait aussi volontiers qu'une jeune personne, et bien plus souvent que sa fille, à qui toutes ces fêtes n'inspiraient qu'ennui et tristesse.

C'était, pour le dire en passant, par une suite de cette affectation à défier la publique renommée, que la veuve de Roncelin avait solennellement visité le château de son premier époux.

Elle eût bien voulu sans doute, pour subvenir à l'insuffisance de son douaire, que les revenus de la terre fussent à sa disposition ; mais Robert de Castillon, tuteur de Guillemette, homme probe et rigide, les administrait, au nom de sa pupille, avec la plus stricte régularité, ne permettant pas que, sous aucun prétexte, il en fût détourné la moindre partie au delà de ce qui revenait à Blanche pour son douaire et de ce qu'il fallait pour l'entretien de sa fille. Ambard, de son côté, n'entendait pas qu'il fût rien changé à ses plans d'économie, ensorte que son épouse s'estima fort heureuse que le riche Rambaud lui offrît sa bourse. Elle y puisa avec cette aisance d'une personne de bon ton qui regarde comme très-honorés les roturiers dont elle daigne accepter l'argent et les services.

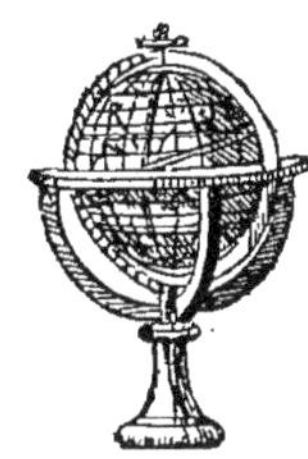

CHAPITRE XIII.

Le conte de *la Peau de bœuf*. — Le mouchoir fatal.

Cependant, un mois après la visite de Blanche au ménil de Peyron Morrut, il arriva, dans cette demeure, un de ces événemens qui sont peu de chose en eux-mêmes, mais dans lesquels se trouve le germe d'événemens beaucoup plus importans. Celui-ci, en outre, éclaira d'un nouveau jour les lugubres mystères du passé.

La veille de la nativité de la Vierge, le 7 décembre, Blaisine et Marguerite causant ensemble firent la partie d'aller, le lendemain, à la foire d'Aubagne, rendez-vous des paysans du voisinage qui trouvent à s'y pourvoir de bêtes de somme, d'instrumens aratoires, de grosse taillanderie et de ces draps grossiers et bruns dont ils sont tous vêtus, et d'où la fête s'est appelée la *Notre-Dame-des-Draps*.

Blaisine avait depuis long-temps dans sa commode une partie des robes de l'infortunée Mabile, qui avait été sa maîtresse. Ambard lui avait donné cette dépouille; mais soit respect, ou tout autre sentiment, elle n'y avait jamais touché. Plusieurs fois des fripiers ambulans étaient entrés au ménil, situé non loin du chemin, sans qu'elle eût cédé à la pensée de leur vendre ces robes, trop belles d'ailleurs pour qu'elle songeât à les mettre jamais. Personne même ne les avait vues.

Ce jour-là, l'idée lui vint de les porter à Aubagne, où des fripiers juifs demeuraient : mais auparavant elle voulut que Marguerite les admirât. Les deux commères montent donc à la chambre nuptiale, et Blaisine tire les robes de la commode où elles étaient cachées depuis long-temps. Marguerite est ravie d'admiration; elle rappèle tout ce qu'elle a pu voir de semblable dans la parure des grandes dames de la contrée, et ne trouve pas mauvais que Blanche, son ancienne compagne, qui a succédé à la dame Mabile, n'ait pas hérité de ces riches dépouilles.

Tout à coup en déployant une robe, la femme de Peyron Morrut pousse un cri perçant et tombe évanouie sur le plancher. Marguerite appelle au secours; Peyron arrive, voit sa femme privée de connaissance entre les bras de Marguerite, des robes étalées sur des chaises, et, dans la main de Blaisine, un mouchoir de soie, d'un travail qui paraissait être infiniment précieux. Au milieu des plus jolies figures de fleurs et d'animaux, étaient brodées des armoiries que Peyron crut avoir vues quelque part; on y remarquait aussi des caractères bizarres qui, sans doute, étaient magiques.

A mesure que Blaisine commençait à reprendre ses sens, mais avant qu'elle eût reconnu son époux, on la vit qui cherchait à repousser le mouchoir fatal, et donnait tous les signes de la plus insurmontable terreur. Quand elle s'aperçut que Peyron était là, son effroi parut provenir d'un double objet. La situation du mari n'était pas moins cruelle; il savait bien que ces robes, dont jamais il n'avait eu la curiosité de faire l'examen, avaient été données à Blaisine par le seigneur de Julhans ! mais ce mouchoir si beau, ces armoiries distinguées, ces caractères magiques et cette inconcevable terreur !!...

La partie projetée n'eut pas lieu. Peyron Morrut, quoique d'une humeur un peu âpre, eut la délicatesse de vouloir attendre que sa femme lui fît des aveux ; mais ces aveux ne venaient point. Quelques jours se passèrent ; l'évanouissement de Blaisine n'avait pas eu de suite pour sa santé ; et Peyron crut enfin qu'il était temps d'exiger une explication. Il pria, il conjura, il menaça ; prières, instances, menaces, tout fut inutile. Alors, de l'air le plus sérieux, il se mit à faire le récit suivant, après avoir engagé

Blaisine à lui prêter une oreille bien attentive : *

« Dans mon ancien métier de soldat, dit-il, j'ai beaucoup vu, beaucoup entendu, et assez retenu. Or voici ce qu'un jour on me raconta : En une Cour d'Allemagne, une demoiselle s'était rendue si odieuse par

* L'anecdote vraie ou fausse, dont Peyron Morrut fait usage, a donné naissance à une espèce de drame intitulé : *la Peau de bœuf*, ou Remède universel pour faire une bonne femme d'une mauvaise ; comédie dédiée aux maris intéressés, et divisée en deux parties, dont la première représente la femme dans toute sa méchanceté et maîtresse de la maison ; la seconde, le mari par un juste retour, pleinement vengé et maître absolu de sa femme. Imprimé à Valenciennes, chez Gabriel-François Henry, en 1710, in-12, de 123 pages.

l'aigreur de son caractère et par ses bizarres inconséquences, que le prince, ne pouvant plus la supporter, la bailla en mariage à un gentilhomme campagnard, qu'il gratifia en même temps d'une charge utile, pour compenser en quelque sorte le mauvais présent qui lui était fait. Je ne suis pas ce gentilhomme, Blaisine ; Peyron Morrut n'est qu'un pauvre paysan : vous n'êtes pas non plus cette demoiselle de Cour; mais voyons la suite.

» Arrivée au château, la nouvelle mariée ne tarda pas de se livrer à d'excessives dépenses, et se mit à suivre toutes les fantaisies les plus ridicules qui lui passaient par la tête : ceci ne vous regarde pas non plus, Blaisine. Appartemens, meubles, jardins, la nouvelle mariée fit tout changer, tout renverser, tout bouleverser.

Vainement son mari lui fit des représentations ; je crois vous avoir déjà fait des menaces, Blaisine ; mais c'est pour autre chose : la femme dont je veux parler, toujours acariâtre et possédée de quintes à chaque instant nouvelles, n'écouta rien ; elle ne répondit même à son mari que par d'outrageuses paroles : vous ne m'avez répondu que par un silence non moins outrageux, Blaisine.

» Le mari excédé, on le serait à moins, prit un parti extrême ; il faut bien en venir là, quand tous les efforts honnêtes ont été vainement essayés. Un beau jour, il fait dépouiller sa femme ; par son ordre, elle est fouettée jusqu'au sang ; ceci ne vous regarde pas encore, Blaisine : après quoi, la femme dont il est question, est mise dans la peau d'un bœuf nouvellement écorché, et sur laquelle on avait répandu une grande quantité de sel et de poivre. Il me semble que le châtiment commençait déjà d'être un peu trop dur; je n'en ferais pas tant, si le cas échéait. Quoiqu'il en soit, elle fut emmaillotée et couchée dans un berceau où des valets l'agitèrent fortement, jusqu'à ce qu'elle jurât d'avoir, à l'avenir, une déférence aveugle pour toutes les volontés de son époux.

» Cette correction produisit son fruit; la dame auparavant si haute, si aigre, si quinteuse, vécut depuis dans la meilleure intelligence avec son mari; elle donna ses soins à l'intérieur de la maison, y établit la paix, l'ordre, l'économie, et renonça pleinement à toutes ses extravagances passées.

»Le prince, quelque temps après, étant venu chasser aux environs du château, le mari de la femme corrigée s'empressa de faire sa cour. Dans l'intention de divertir leur maître, les courtisans demandèrent dès l'abord au gentilhomme campagnard comment il se trouvait de son mariage ; et, sans attendre sa réponse, ils se prirent à le railler, lui faisant toute sorte de questions équivoques sur le caractère de sa chère moitié. Le gentilhomme, avec un sang froid dont on s'étonna, répondit qu'il était enchanté de son épouse, et qu'il ne pouvait assez remercier le prince de lui avoir ménagé une union si agréable et si douce.

» On crut qu'il raillait à son tour, et ses témoignages de contentement parurent une dérision à tous ceux qui étaient là : le prince lui-même dit qu'il n'ajouterait foi à cette réponse qu'après avoir vu l'épouse déférer sur-le-champ à un ordre absolu de son mari ; tel, par exemple, que celui de se rendre au lieu où l'on était alors, dans le même habit, et au même état où le message la trouverait au château.

» Persuadé de la docilité de sa femme, le gentilhomme lui manda de venir sur-le-champ, dans quelque état qu'elle fût quand elle recevrait le billet, et cela *sous peine de rentrer encore une fois dans la peau de bœuf.* L'épouse parut bientôt dans le plus grand des négligés ; et, sans jeter les yeux ni sur le prince, ni sur les courtisans, elle courut demander à son mari ce qu'il avait à lui ordonner.

» Qui fut surpris? le prince et tous

ceux qui s'étaient apprêtés à rire aux dépens du sévère campagnard. Mais la surprise cessa, quand le gentilhomme eut fait connaître par quels moyens il avait formé le caractère de son épouse; on approuva sa recette, et il ne reçut que des éloges.

» Or maintenant, Blaisine, ma bien aimée, une recette qui a paru bonne à un prince d'Allemagne et à toute sa Cour, gens, pour l'ordinaire, si délicats et si polis, pourrait bien ne pas déplaire à un paysan grossier, tel que Peyron Morrut; et si la honte que je lis sur ton front ne t'avait pas empêché de me regarder en face, tu aurais vu plus d'une fois le poil de ma vieille moustache se hérisser, quand je songe qu'après tant d'années de paix et de bonne intelligence, il faut que j'aie recours au moyen du redoutable campagnard ! Qui m'eût dit qu'une telle rigueur serait un jour nécessaire pour faire parler Blaisine à qui tant de fois j'ai commandé le silence ! »

Aussi long-temps que Peyron Morrut parla, sa femme, également immobile d'attention et d'effroi, fut semblable à une statue de marbre. Lorsqu'il eut terminé son récit, elle commença à fondre en larmes. Le vieux soldat crut devoir attendre que des paroles se fissent jour à travers les sanglots. Mais rien. Blaisine restait muette. Alors d'une voix terrible : « Femme, femme, s'écria-t-il, m'apprendrez-vous enfin le mystère de ce mouchoir ? — Cher époux, dit alors Blaisine, d'une voix étouffée, tout ce que je puis faire, c'est de jurer que votre honneur n'y est point intéressé. Blaisine vous fut toujours fidèle. — Je veux le croire; mais enfin ce mouchoir?... — Avez-vous observé qu'il n'était point parmi mes hardes, et que, par conséquent, il n'est pas à moi. — Après? — Pourquoi me forcer?... — Il faut bien que je vous force, puisque je n'attends rien de votre gré. — Ce mouchoir, ce fatal mouchoir, qui me rappelle des événemens bien douloureux, était à.... — Achevez. — A la mère infortunée, oui, bien innocente et bien infortunée de Loys. »

En disant ces mots, des larmes recommencèrent à couler abondamment de ses yeux. Peyron Morrut leur laissa de nouveau un libre cours; puis il dit à sa femme : « Eh bien, j'écoute. »

Ce dernier épanchement de douleur, ce témoignage rendu à l'innocence d'une victime, parut avoir soulagé un peu la femme de chambre de l'ancienne dame de Julhans. Elle se sentit la force de commencer ce qu'elle avait à dire :

« Peyron, vous souvient-il d'avoir vu autrefois la mère de Loys? — Le jeune homme a beaucoup de ses airs, répondit Morrut : de grands yeux noirs, une figure douce, une certaine empreinte de tristesse qui marque le mécontentement de soi-même plutôt que des autres. N'est-ce pas cela? le pauvre garçon! Je voudrais bien qu'on eût enfin de ses nouvelles. — Je le voudrais bien aussi, ajouta Blaisine, et que l'aimable Guillemette fût tirée de peine. On dit que ce Rambaud, qui la poursuit en mariage, est immensément riche, mais que son bien est mal acquis, et que c'est un mauvais homme. J'ai appris des choses fort extraordinaires sur son compte, la dernière fois que je suis allée au bourg de la Sieutat... — Blaisine, il ne s'agit point de tout cela maintenant, mais du mouchoir. »

La pauvre Blaisine fut obligée d'abandonner une digression qu'elle n'avait point cherchée, à la vérité, mais qu'elle avait saisie volontiers. Comme elle montrait quelque embarras à retrouver son début, le vieux soldat lui dit « Nous en étions à la figure de la dame Mabile.-Il y avait dans cette figure, poursuivit alors Blaisine, un tel mélange de mélancolie et de douceur, qu'on ne pouvait la voir sans en être touché. Ce fut dès les premiers jours de son mariage qu'elle me prit à son service. Elle m'inspira bientôt l'affection qu'une fille a pour sa mère, ou mieux encore l'amitié qu'on éprouve pour une sœur. A peu près de même âge que moi, et sentant le besoin d'avoir une confidente, elle me laissa lire peu à peu dans son âme.

» Ambard, tout absorbé qu'il paraît être dans sa passion pour la chasse, est capable de sentimens profonds. Malheureusement, la jalousie ne s'accorde que trop avec son naturel sauvage. Il savait que Mabile, née à plusieurs lieues d'ici, avait eu dans sa première jeunesse une inclination; il n'ignorait pas la répugnance qu'elle avait montrée à l'épouser, et toutefois il n'avait pas eu de repos que le mariage n'eût été conclu. Mariage fatal!...

» Les regrets d'amour suivirent l'infortunée dans sa demeure nouvelle.

Celui à qui son cœur gardait ainsi la foi jurée en des temps plus heureux, paraissait avoir conçu pour elle un amour extrême. Il ne voulut jamais prendre d'épouse, n'ayant pu obtenir celle dont le doux sourire avait animé les songes riants de sa jeunesse. Il pensait toujours à elle, et elle à lui. Ce n'est pas que la dame de Julhans ne s'efforçât d'oublier qu'elle n'était point ce qu'elle aurait voulu être; mais, quoiqu'elle fît, l'image du compagnon de ses premières années l'obsédait sans relâche. Si elle songeait aux charmes du pays natal, c'était parce que ces lieux furent aussi le berceau de ses amours, et que l'objet aimé les habitait encore; si la solitude de Julhans jetait dans son âme l'ennui, c'était parce que l'être dont la présence aurait peuplé à ses yeux les plus vastes déserts, n'y était point.

»Les qualités d'Ambard n'étaient pas propres à repousser une rivalité funeste; elles ne servaient au contraire qu'à faire mieux sentir le prix de ce qu'on avait perdu.

»Avant son mariage, Mabile avait long-temps résisté aux vœux de ses parens, et peut-être aurait-elle mieux aimé perdre la vie que de se rendre, si le bruit de la mort de son amant ne se fût répandu, pendant qu'il était à la guerre, en Italie. Ce faux bruit la fit se décider malheureusement à suivre la volonté d'une famille qu'elle chérissait beaucoup, et contre qui son âme vertueuse craignait de se montrer plus long-temps rebelle.

»La mort prétendue de son amant la conduisit donc aux pieds de l'autel.

Que de pleurs précédèrent ce moment! et quel touchant récit elle m'a fait depuis de ses irrésolutions, de ses terreurs secrètes, de ses noirs pressentimens! Tout en se laissant mener à l'église, elle s'adressait à elle-même des reproches sur ce consentement involontaire, d'où la destinée de toute sa vie allait dépendre.

A mesure qu'elle fut sur le point de prononcer le serment irrévocable, ces reproches intérieurs devinrent plus vifs; il lui sembla qu'en promettant d'être fidèle à un homme qu'elle n'aimait point, tandis que son cœur était encore tout entier au souvenir de celui qu'elle avait tant aimé, elle commettait un véritable sacrilége.

» Enfin le mot fatal sort de ses lèvres tremblantes; le sacrifice est consommé: mais tout à coup quel cri se fait entendre dans l'église! Cet accent ne lui est point inconnu; son cœur est déchiré; si c'était lui!..... Hélas!... C'était lui-même. Il accourait pour arracher Mabile aux nœuds qu'on la forçait à serrer; mais il n'était plus temps.....

» Mabile tombe évanouie dans les bras de sa mère et de son époux. L'amant ne doute plus de son malheur, et, n'écoutant que son désespoir, il tire son épée et se la plonge dans le sein. A cette vue, les cris de tous les assistans percent la voûte du temple. L'infortunée est tirée de sa stupeur; elle voit le malheureux jeune homme tout ensanglanté et repoussant les secours qu'on lui porte. Elle jette un regard douloureux sur sa mère, un regard d'indignation sur son époux, trouve assez de force pour échapper à leurs bras, fend la foule qui s'écarte muette d'horreur, se précipite sur son amant, arrache le voile nuptial qui couvrait son front, et veut, avec ce voile funeste, étancher le sang qui coule de la blessure.

» Le malheureux amant, à ces marques non équivoques d'amour et de fidélité, pleura. Mabile m'a parlé plusieurs fois de l'effet extraordinaire que firent sur elle ces larmes, mêlées avec le sang de l'homme à qui elle devait renoncer pour toujours. Elle pleura aussi ; et leur commune douleur, la plus forte que des cœurs humains puissent endurer, se trouva soulagée.

» Cependant l'époux vint enlever Mabile ; elle tendit involontairement les bras vers son amant, et parut vouloir résister ; mais celle de qui elle avait reçu la vie s'avança, pâle et tremblante comme au jour du dernier jugement; elle balbutia quelques mots à l'oreille de sa fille qui s'écria : « O ma » mère! » et se laissa entraîner. On prit soin du jeune homme; sa blessure n'était point mortelle, et des jours, dont il ne savait désormais que faire, ne pouvant plus les consacrer à l'objet de ses constantes amours, furent conservés malgré lui.

» Mabile vint au château de Julhans. Quelques mois après, une personne de confiance ayant trouvé l'occasion de l'aborder secrètement à la promenade, lui remit un billet et le mouchoir fatal que vous avez vu. Dans ce billet, le malheureux jeune homme disait à celle qui fut sa mie qu'il voulait garder le voile nuptial, ce voile ensanglanté qui lui rappelait à chaque instant son malheur et l'amour de Mabile; qu'en échange il lui envoyait un tissu précieux, enlevé en Italie sur un gentilhomme aragonais tué par lui dans un combat. A ce tissu, ajoutait-il, est attachée une propriété magique : il fait connaître à ceux qui l'ont en leurs mains dans quelle situation se trouve le cœur de l'objet qu'on aime. C'est par là que je sus la résolution fatale où Mabile, malgré son amour, s'était laissé entraîner; mais hélas! j'arrivai trop tard. Vous voyez, disait-il encore, que je ne crains pas de mettre en vos mains le moyen de percer à l'avenir dans mes pensées les plus secrètes; c'est vous jurer en quelque sorte qu'elles ne seront jamais que pour vous, pour vous, ô Mabile! désormais l'objet de mes éternelles douleurs.

»Après de tels événemens, vous jugez bien, mon cher Peyron, que l'existence de cette dame dut être fort pénible. J'étais entrée depuis peu de temps à son service, lorsque je m'aperçus qu'elle éprouvait le besoin d'ouvrir son cœur à quelqu'un qui vécût habituellement avec elle : j'étudiai ses dispositions naissantes, et je vis qu'elle inclinait à m'accorder sa confiance. Allant alors au devant des ouvertures qu'elle méditait de faire, j'écartai, par des témoignages nouveaux de zèle et d'attachement, les barrières que cette défiance, trop ordinaire aux âmes qui souffrent d'injustes maux, pouvait tenir encore élevées entre elle et moi. Quand je connus ses peines, je me fis un devoir de lui présenter tous les moyens de consolation qui étaient à la portée de mon esprit. Elle me savait gré de mes efforts, et me donnait des preuves non équivoques d'affection.

» Son amant lui écrivait quelquefois; les lettres passaient par mes mains, elles m'étaient même montrées; j'y voyais l'expression des sentimens les plus tendres et les plus purs. Ma maîtresse s'était fait une loi de n'y pas répondre; jamais cette loi ne fut enfreinte. C'était par moi seulement qu'il apprenait quelques nouvelles de l'infortunée.

» Cette correspondance, toute innocente qu'elle était, avait besoin d'être tenue fort secrète. Ambard, naturellement jaloux, voyait bien que Mabile, épouse obéissante et vertueuse, n'avait pas pour lui cette affection particulière, cet abandon d'amour que certains hommes recherchent tant, et qu'on ne peut éprouver que pour un seul d'entre eux. Il essaya de me mettre dans ses intérêts; je fis semblant de ne pas le comprendre, ne pouvant que par ce moyen éloigner des soupçons chaque jour renaissans.

» Mais la scène de l'église avait trop bien révélé le cœur de Mabile, pour que celui d'Ambard fût jamais parfaitement en repos. Loys naquit; cet enfant devint pour sa mère un objet d'agréables distractions, et certes il était temps qu'un sentiment nouveau rompît ces habitudes de langueur auxquelles ma maîtresse était livrée, et qui auraient fini par creuser sa tombe. Hélas! elle y est pourtant descendue avant le temps...... »

Ici Blaisine s'arrêta, comme suffoquée par l'abondance des sentimens pénibles qui se réveillaient dans son cœur. Peyron, qui écoutait avec la plus grande attention, les coudes appuyés sur la table, frisa ses longues moustaches, par lui toujours conservées depuis qu'il avait quitté le métier de soldat. « Cette pauvre dame Mabile, dit-il; et ce cher Loys! qui m'apprendra maintenant ce qu'il est devenu? »

Il fut bien tenté aussi de montrer à Blaisine la crainte où il était qu'elle ne jouât un vilain rôle dans cette affaire; mais il s'en abstint prudemment, ne voulant pas effaroucher l'historienne. Il était trop brave homme, d'ailleurs, malgré la dureté de sa physionomie, pour ne pas écarter toute occasion d'en venir au remède extrême de la *peau de bœuf*.

Blaisine reprit en ces termes :

« Loys grandissait, et je m'apercevais que sa mère devenait chaque jour moins triste. C'était un si aimable enfant, d'une si riante figure, qu'il suffisait de le voir pour être guéri des pensées les plus mélancoliques. On n'oubliait point l'ami qu'on avait perdu; mais les souvenirs avaient beaucoup moins d'amertume. Cependant Loys fut atteint de la petite vérole, et courut les plus grands risques. Sa mère désolée fit un vœu à *Notre-Dame-de-Beauveser*.

» Le danger passa, et elle se mit à faire les préparatifs de son pieux pèlerinage. Comme une étourdie que je suis (mon cher Peyron, vous m'avez souvent reproché ce défaut, et plût à Dieu qu'en ceci je n'eusse pas d'autre reproche à me faire), comme une étourdie, je prévins l'amant des dispositions du prochain voyage. — C'est-à-dire, interrompit l'époux, qu'en véritable femme de chambre, tu craignais qu'il n'échappât quelque occasion de faire l'importante. »

Blaisine accueillit sans murmure cette observation de son mari, et continua.

« Quand j'eus fait passer mon avis, il me vint dans l'idée que le seigneur Ambard pourrait bien avoir la fantaisie de nous accompagner; fantaisie, au reste, assez naturelle, surtout dans un homme aussi jaloux que lui. Je redoutai alors les suites de mon inconséquence; je craignis que l'amant et l'époux ne vinssent à se rencontrer.

» — Bien, fort bien, Blaisine, votre étourderie vous faisait faire de belle besogne! dit Peyron Morrut.

» — Le seigneur Ambard voulut en

effet venir avec nous ; et la dame Mabile, qui ne se doutait point de ce que j'avais fait, le vit avec plaisir prendre part à ce témoignage de reconnaissance envers Dieu.

» Nous partons, ma maîtresse, Loys, le seigneur Ambard et moi. Quelques valets nous accompagnaient. Je fus, durant tout le voyage, dans des transes continuelles ; la dame Mabile, baisant son fils d'un instant à l'autre et le serrant dans ses bras, éprouvait tout le ravissement d'une mère, qui ne peut trop remercier le Ciel de lui avoir conservé son enfant. Cet état de sécurité, de bonheur rendait plus vifs mes remords et mes alarmes. Il me semblait sans cesse que l'amant infortuné allait apparaître et jeter le trouble dans une famille en ce moment si heureuse et si paisible. Cependant il n'en fut rien. Nous arrivâmes à Notre-Dame-de-Beauveser.

» Un gentilhomme du voisinage, fort connu du seigneur Ambard, et grand chasseur comme lui, nous accueillit dans son château. La dame Mabile fut laissée dans une entière liberté pendant tout le temps que devait durer la neuvaine. N'ayant vu paraître l'ancien amant, ni durant le voyage, ni depuis quelques jours que nous étions arrivés, je me figurais déjà que mon imprudent avis n'était point parvenu; lorsqu'un matin, comme nous allions faire nos dévotions accoutumées, je vis un cavalier de belle taille arrêté devant l'ermitage et paraissant contempler la chaîne qui lie les deux montagnes, et au milieu de laquelle est suspendue une étoile à seize rayons. Il n'était pas possible encore de bien distinguer ses traits; quand tout à coup la dame Mabile, changeant de couleur, s'écria : C'est lui! J'eus à peine le temps de la recevoir dans mes bras. Le cavalier accourut. Il serait trop long de raconter les circonstances touchantes de cette entrevue. D'ailleurs la pureté, l'innocence des sentimens que je vis exprimer redouble trop vivement aujourd'hui mes remords.

» — Ce n'est pas un mal que les remords, dit Peyron Morrut; mais passons.

» — Ma maîtresse, au retour, ne me parut pas jouir du même contentement, de la même joie intérieure qu'elle avait montrée en allant. Le seigneur Ambard, qui avait fait de grandes chasses, était fort gai, contre son ordinaire; mais, avant d'arriver au château, cette gaîté fut troublée par des paroles qui échappèrent au petit Loys, dont ni la dame Mabile, ni moi n'avions songé à prévenir le babil indiscret. Dans ce langage enfantin, qui n'est compris que des parens et des intimes de la famille, il fit entendre que sa mère s'était évanouie et qu'un grand cavalier était venu la secourir. Le seigneur Ambard, qui s'amusait à le faire jaser, voulut avoir de nous une explication. Nous la fîmes le plus simplement possible. Nous lui montrâmes cet accident comme quelque chose de fort naturel; mais il ne lui fut pas difficile de s'apercevoir que sa femme s'était troublée en répondant à ses questions. Il insista; nos réponses furent les mêmes, sans pouvoir toutefois appaiser ses inquiétudes : au contraire, son front nous montrait des rides toujours plus effrayantes, et le doux visage de la dame Mabile décelait des terreurs à chaque instant plus profondes. Le pauvre Loys n'a jamais su combien son innocente voix a fait de mal à sa mère....

» — Et plût à Dieu, sans doute, qu'une voix moins innocente ne lui eût pas été plus nuisible! s'écria Peyron Morrut, qui écoutait ce récit avec une anxiété dont il ne pouvait guère réprimer les signes.

» — Nous arrivâmes au château dans cet état de peine. Il ne restait plus aucun effet de l'heureuse diversion que la naissance de Loys avait auparavant produite. La jalousie du seigneur Ambard s'était terriblement réveillée; et sa femme, toute belle qu'elle était, n'avait jamais pris assez d'empire sur lui pour qu'elle pût assoupir maintenant cette passion fatale.

» Avant notre départ pour l'ermitage de Beauveser, et tandis que le mari de la dame Mabile n'était pas bien décidé encore à venir avec nous, elle avait cru devoir cacher soigneusement le mouchoir que voilà, et si soigneusement, qu'à son retour, ayant voulu voir ce gage d'un amour malheureux, et y chercher, dans une solitaire contemplation, quelques adoucissemens à ses longues douleurs, elle ne put le trouver, quelques recherches qu'elle en fît.

Parmi ses qualités principales, on pouvait compter une bonté extrême; elle avait toutefois, dans le caractère, trop de facilité aux soupçons; et sa situation pénible amenait des retours fréquens d'un penchant si funeste.

» Ne trouvant donc pas le mouchoir, elle se figura qu'il était passé aux mains de son époux. Plus celui-ci paraissait alors dominé par la jalousie, plus elle était portée à regarder le mouchoir mystérieux comme la cause de ces fâcheux accès. Selon elle, il ne pouvait plus se faire illusion sur les sentimens de son épouse; il ne pouvait plus ignorer qu'un autre homme n'avait jamais cessé de régner dans le cœur de Mabile. Mais par qui le mouchoir avait-il été remis au seigneur Ambard? Ce ne pouvait être que par moi, qui, seule après les deux amans, en connaissais l'existence.

» Persuadée de ma trahison, elle m'en fit un jour de sanglans reproches. Ma vivacité répondit à la sienne, et l'irrita davantage. Enfin je reçus d'elle un soufflet... Le ressentiment que j'en eus fut extrême. Je dévorai pourtant cet injuste affront ; mais mon cœur bondissait de fureur. Je sentais qu'un éclat violent soulagerait seul cette indicible souffrance ; et toutefois le respect n'ayant d'abord permis qu'à mes sanglots de se faire entendre, peut-être serais-je parvenue à réprimer mes transports impétueux, sans deux circonstances qui me précipitèrent dans le crime. La première fut que, ce même jour, on me remit une lettre de l'amant; la seconde, que le seigneur Ambard me rencontra au moment où je venais de recevoir cette lettre. Il fallait bien que l'expression du courroux fût encore fortement empreinte sur mon visage, puisque l'époux de la dame Mabile me dit : « Où allez-vous ainsi tout agitée, Blaisine; et qu'avez-vous donc? »

» A ces mots, une horrible tentation me subjugua. Une voie me parut ouverte à la vengeance : Je suis outrée, lui répondis-je avec une assurance dont le souvenir me fait frémir, je suis outrée du rôle indigne qu'on me fait jouer! — Qu'est-ce? reprit le seigneur Ambard. — Tenez, lui dis-je. La lettre fatale était déjà dans ses mains.

» — Blaisine, Blaisine! s'écria Peyron Morrut d'une voix terrible, je ne croyais pas avoir reçu dans ma couche un serpent aussi odieux! »

Blaisine fondit en larmes; et quoique son mari lui enjoignît à plusieurs reprises de continuer, elle fut pendant un long temps hors d'état de proférer une seule parole. Enfin elle reprit en ces mots :

« Le seigneur Ambard reçut la lettre d'un air qu'il me serait impossible de rendre, tant il était affreux! et me quittant aussitôt, il s'enfonça dans la partie la plus prochaine du bois. Cependant il revint au château à l'heure du repas, et bien qu'il me parût plus taciturne qu'à l'ordinaire, il ne témoigna rien à son épouse de plus inquiétant que par le passé. Il ne se passa rien entre eux dans le particulier. Cette dissimulation ne m'en imposa pas. Quand la jalousie ne demande point d'explication, et ne paraît pas même en éprouver le besoin, c'est alors qu'elle est le plus à craindre. Je commençais à me repentir de ma vengeance. Mes remords croissaient avec mes alarmes, à mesure que je voyais son impassibilité apparente ne pas se démentir un instant. Je ne pouvais douter qu'un projet sinistre pour l'exécution duquel la dissimulation était nécessaire n'occupât son esprit.

»Je songeai alors à revenir sur ce que j'avais fait, et, dans un moment où je pus lui parler en particulier, je lui dis que sa femme n'avait jamais répondu. — Et ce rendez-vous à Notre-Dame-de-Beauveser? — Il ne s'y est rien passé de contraire au respect qu'elle vous doit. — Bien, fort bien, Blaisine! répliqua-t-il avec un sourire plus effrayant que le plus impétueux courroux, et il s'éloigna. Dès ce moment, je regardai la dame Mabile comme perdue : eh! que pouvais-je faire pour la sauver?

» — Vous pouviez, reprit Peyron

Morrut, lui avouer votre trahison. Peut-être elle serait parvenue à ramener son époux, elle aurait du moins prévenu ses parens de ce qui se passait; ils seraient venus sans doute à son secours. Mais continuez. »

Blaisine poursuivit ainsi :

« J'en eus la pensée, mais la honte...

— La honte! dit Morrut; on ne doit avoir honte que de ne pas réparer le mal qu'on a fait.

» — Quelques jours s'écoulèrent, reprit Blaisine, toujours un peu déconcertée par les réflexions de son mari, lorsqu'un matin le seigneur Ambard me donna une commission pour le bourg de la Sieutat, d'où je ne pouvais être de retour que le soir. En partant, je vis la dame Mabile. Son visage n'avait jamais été plus serein depuis le fatal pélérinage à Notre-

Dame-de-Beauveser. Je vis aussi Loys. Sa nourrice était venue depuis quelques jours au château, et devait l'emmener avec elle ce même matin. L'enfant faisait quelquefois ainsi de petits séjours dans le ménil de cette femme.

» Pendant tout le temps que dura mon voyage, venant à me rappeler les diverses marques de jalousie précédemment données par le seigneur Ambard, et songeant à la taciturnité extraordinaire dont il ne pouvait se défaire depuis les paroles échappées à Loys et la lettre de l'ancien amant, j'éprouvais des convulsions de terreur, des agitations de conscience bien pénibles.

» Le soir, quand je fus de retour au château, le seigneur en était parti avec son épouse; aucun valet ne les avait suivis. Leur absence devait durer plusieurs jours. On disait qu'ils étaient allés voir des parens dont la succession leur était promise. Loys était parti aussi pour le ménil de sa nourrice.

» Une semaine après, le père de Loys fut de retour. Du plus loin qu'on put le voir, il donna des marques de la plus profonde douleur. Il était seul; la haquenée sur laquelle était montée en partant la dame Mabile galopait à côté de lui : mais la dame Mabile n'y était point. On apprit qu'au passage de la Durance, elle avait été emportée par les eaux, sans qu'on eût pu la secourir. Le seigneur Ambard ne donna point sur-le-champ les détails de cet accident funeste, attribué à une imprudence; mais il crut devoir le faire connaître au bout de quelque temps.

Pour moi, il me fut impossible d'y ajouter foi.

» — Vous n'avez aucun motif certain pour ne pas y croire. Quoiqu'il en soit, Blaisine, votre conduite fut bien odieuse. Vous avez dû vous en repentir plus d'une fois. — Tous les jours de ma vie. — Or maintenant, que voulez-vous faire de ce mouchoir fatal? Pour moi je n'entends pas qu'il reste céans. Je ne suis pas bien curieux de savoir ce qui se passe dans le cœur d'autrui. Je craindrais que ma curiosité ne fût trop souvent punie. D'ailleurs, il ne nous appartient pas; il faut que vous le remettiez au seigneur Ambard; il faut de plus lui rendre un compte fidèle de tout ce qui s'est passé. — Pourquoi, dit Blaisine, lui rappeler ainsi des souvenirs douloureux? — Femme, répliqua Peyron

Morrut, s'il n'est pas coupable, les souvenirs de sa perte seront moins douloureux encore qu'attendrissans. Si, au contraire, la mort de la dame Mabile fut son ouvrage, quel mal y a-t-il de renouveler des remords, ou d'en faire naître. D'ailleurs, je le répète, ce mouchoir ne nous appartient point, et je ne suis pas tenté d'en mettre jamais à l'épreuve la vertu magique. Il faut que le seigneur Ambard sache bien que sa femme resta, il est vrai, fidèle à ses premières amours, mais ne faillit point à l'honneur. Quand il connaîtra les circonstances qui ont précédé et amené votre manquement, j'oserai dire votre crime, il aura moins de doutes sur l'innocence de son épouse infortunée. Ainsi Blaisine, quelque répugnance que vous montriez pour cette restitution, il faut la faire; si elle n'est pas une punition pour le seigneur Ambard, elle en sera du moins une pour vous. De manière ou d'autre, chacun recevra suivant ses œuvres. »

Blaisine promit de faire ce que son mari exigeait; mais elle ne fut pas fâchée d'apprendre le jour même, par quelqu'un qui venait de Julhans, que le seigneur Ambard s'en était absenté pour une semaine.

FIN DU PREMIER VOLUME.

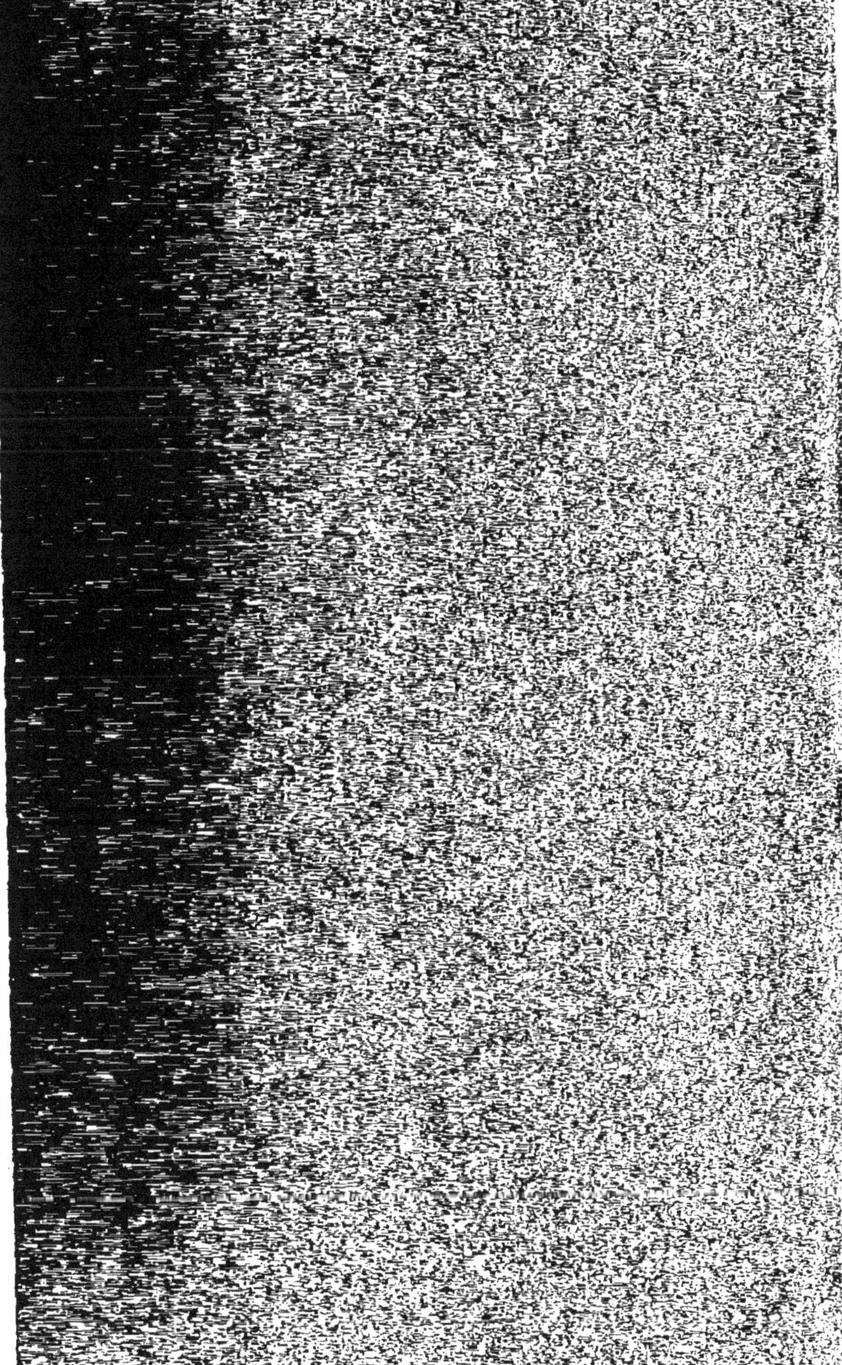

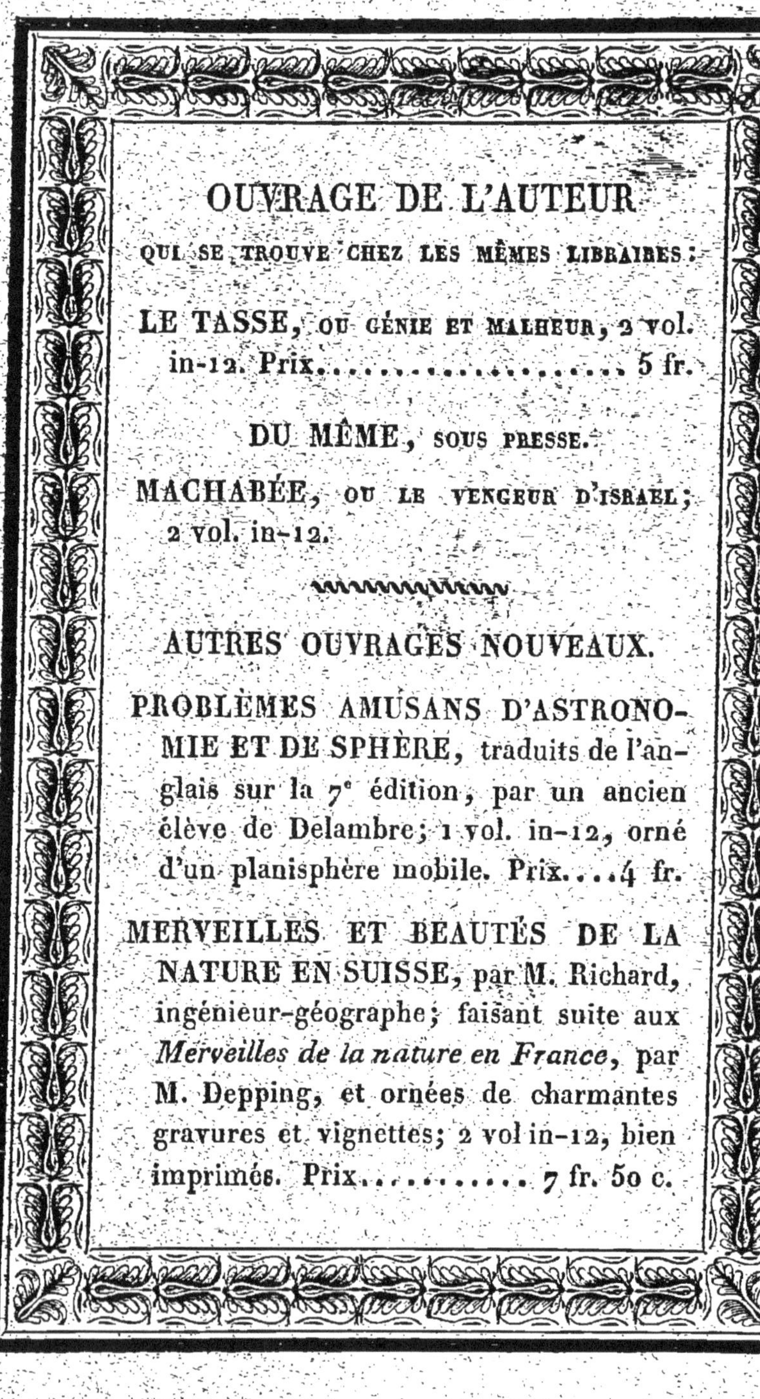

OUVRAGE DE L'AUTEUR

QUI SE TROUVE CHEZ LES MÊMES LIBRAIRES :

LE TASSE, OU GÉNIE ET MALHEUR, 2 vol. in-12. Prix...................... 5 fr.

DU MÊME, SOUS PRESSE.

MACHABÉE, OU LE VENGEUR D'ISRAEL ; 2 vol. in-12.

AUTRES OUVRAGES NOUVEAUX.

PROBLÈMES AMUSANS D'ASTRONOMIE ET DE SPHÈRE, traduits de l'anglais sur la 7e édition, par un ancien élève de Delambre ; 1 vol. in-12, orné d'un planisphère mobile. Prix.... 4 fr.

MERVEILLES ET BEAUTÉS DE LA NATURE EN SUISSE, par M. Richard, ingénieur-géographe ; faisant suite aux *Merveilles de la nature en France*, par M. Depping, et ornées de charmantes gravures et vignettes ; 2 vol in-12, bien imprimés. Prix........... 7 fr. 50 c.